Prix de vente 3,50

Docteur Charles DENILLE

I0040136

DU TRAITEMENT

DES

Papillomes diffus

du Larynx

Chez l'Enfant

TOULOUSE

CH. DIRION, LIBRAIRE - ÉDITEUR

22, RUE DE METZ ET RUE DES MARCHANDS, 33

—

1907

8° Te73
290

Docteur Charles DENILLE

DU TRAITEMENT

DES

Papillomes diffus

du Larynx

Chez l'Enfant

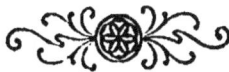

TOULOUSE

CH. DIRION, LIBRAIRE-ÉDITEUR

22, RUE DE METZ ET RUE DES MARCHANDS, 33

—

1907

AVANT-PROPOS

Le hasard, qui avait amené en même temps à la Clinique laryngologique de l'Hôtel-Dieu de Toulouse un adulte et un enfant atteints de papillomes laryngés, nous valut de M. le Docteur Escat une causerie particulièrement intéressante sur les méthodes thérapeutiques indiquées par la différence d'âge de ces malades.

L'intérêt que j'y pris fut le point de départ de cette modeste étude. Notre distingué Maître en laryngologie m'en a donné l'idée et m'a aidé, par la suite, de ses conseils éclairés. Je suis heureux de lui témoigner ma reconnaissance.

En terminant ma scolarité, je me fais un agréable devoir de remercier mes Maîtres, MM. les Professeurs et agrégés de la Faculté et des Hôpitaux, pour l'enseignement que j'ai reçu d'eux et la bienveillance dont ils m'ont donné les preuves.

A M. le Docteur Constantin, à mon ami Pellier, qui m'ont obligeamment prêté leur concours pour la partie micrographique de ce travail, j'exprime sincèrement le désir de voir toujours durer la solide amitié née au cours de mes études.

———————

INTRODUCTION

Les tumeurs bénignes du larynx ont été longtemps confondues par les cliniciens sous la déno-
mination générale de polypes.

Ordoñez, élève de Cornil et de Robin, signala
le premier, après de nombreux examens micros-
copiques, la nature papillomateuse de la plupart
des tumeurs laryngées bénignes enlevées par
Turck, Czermack, Fauvel, Mackenzie et autres.

La question du traitement à leur appliquer,
posée alors entre praticiens, est encore discutée.
S'il est acquis, en effet, que les papillomes sont
les tumeurs qu'on observe le plus fréquemment
sur le larynx de l'adulte, qu'ils sont presque les
seuls susceptibles de léser celui de l'enfant, on
ne saurait perdre de vue que les cas observés ne
sont pas très nombreux et que souvent ils de-
meurent insoupçonnés.

D'autre part, le pronostic, l'indication thérapeutique, la possibilité même des interventions

variant avec l'âge des sujets atteints et la forme clinique de l'affection, un temps assez long devait s'écouler avant que les diverses opinions des cliniciens pussent s'appuyer sur un nombre suffisant d'observations.

Cette question de traitement présente un intérêt particulier chez les enfants, parce que leur indocilité rend difficiles, sinon impossibles, les méthodes d'examen et d'interventions pratiquées chez l'adulte, et que chez eux la forme clinique habituelle de l'affection est particulière.

De nombreux praticiens ont cependant exposé leurs procédés dans le cours de ces dernières années ; aussi, en nous basant sur les observations qu'ils ont publiées, tant dans la presse médicale que dans les publications spéciales de laryngologie, essayerons-nous de faire une étude du *Traitement des papillomes diffus du larynx chez l'enfant.*

Avant d'aborder notre sujet, nous rappellerons l'anatomie pathologique des papillomes.

SOMMAIRE

CHAPITRE PREMIER

DES PAPILLOMES

---

§ 1er. — Anatomie macroscopique [1]

A l'œil nu et vus en place, les papillomes sont de petites tumeurs plus ou moins arrondies et implantées sur la muqueuse au moyen d'un pédicule plus ou moins grêle et d'un diamètre de un à deux millimètres. Ce pédicule est ordinairement extensible, assez mou et présentant une longueur variable. Parfois, le pédicule n'atteint même pas un millimètre et semble faire défaut, surtout quand la tumeur a déjà atteint un volume appréciable. La tumeur présente alors un aspect verruqueux et sessile. Elle n'est séparée de la muqueuse que par un collet rétréci. D'autres fois, le pédicule, d'une longueur exagérée, semble

---

[1] Cette description anatomo-pathologique est extraite de la thèse du Dr Emeric, Lyon, 1900, n° 108.

à lui seul constituer toute la tumeur. Dans ce cas, la tumeur est plus ou moins flottante, et ses déplacements peuvent être marqués par une intermittence des troubles fonctionnels qu'elle peut occasionner.

Le pédicule est revêtu d'une muqueuse de coloration rouge assez foncée et d'aspect lisse. La tumeur possède, au contraire, une muqueuse blanc rosé ou très peu rouge. Son aspect est bien particulier, c'est celui de « la muqueuse linguale quand ses parties en sont légèrement hypertrophiées ». On peut alors distinguer, à l'œil nu, une tumeur en forme de papille hypertrophiée et paraissant elle-même formée par la réunion de papilles semblables, mais de grosseur moindre. L'aspect des papillomes peut être plus ou moins modifié par la présence, à leur surface, de mucosités qui agglutinent leurs éléments, mais on les ramène facilement à leur aspect normal en les détergeant par un lavage approprié, en les plongeant dans l'alcool, par exemple. Alors, les papilles libérées forment des saillies plus ou moins longues, pédiculées ou molles, simples ou plus souvent bifurquées ou trifurquées.

Les papillomes des muqueuses qui nous occupent, et plus spécialement ceux qui siégent sur le larynx, les cordes vocales, les ventricules, et même l'épiglotte, peuvent, comme les papillomes cutanés (verrues et condylomes), revêtir la forme de choux-fleurs semblables à ceux que l'on rencontre sur les organes génitaux, en particulier sur ceux de la femme en état gravidique. Ils se présentent d'autres fois sous une forme villeuse, c'est-à-dire que les papilles en sont très grêles, insérées sur un faible pédicule et plusieurs fois ramifiées.

Le volume total que peut atteindre la tumeur est très variable. Généralement peu considérable, on le compare le plus souvent à une lentille, à un grain de plomb, à un grain de riz, quelquefois même à une cerise.

Au point de vue de leur consistance, les papillomes des muqueuses ont été divisés en papillomes mous et papillomes durs ou cornés. Cette dernière forme correspond à des tumeurs dans lesquelles les espaces qui séparent les papilles ont été comblés par une agglomération de cellules et qui, par suite, ont perdu leur aspect villeux.

§ 2. — Anatomie microscopique.

L'étude de la constitution du papillome comprend celle du pédicule et celle do la tumeur proprement dite.

A) Le pédicule. — Le pédicule présente deux zones, l'une centrale ou dermique, l'autre superficielle ou épithéliale.

La zone centrale contient des vaisseaux et du tissu cellulaire.

a) Vaisseaux. — Ils présentent une couche interne endothéliale, et une couche externe fibro-musculaire privée de fibres élastiques.

b) Tissu cellulaire. — Le tissu cellulaire présente ses trois ordres d'éléments : fibres et cellules conjonctives, et tissu amorphe. La prédominance des fibres conjonctives fusiformes sur les cellules rondes et la substance amorphe correspondent à un état adulte du tissu conjonctif de la tumeur, et, réciproquement, celle de la substance amorphe et des cellules rondes indique une tumeur en voie d'accroissement. C'est ainsi qu'on peut apercevoir des traînées ramifiées, bourrées de cellules rondes, qui sont de nouvelles papilles en voie de formation.

La couche externe présente une constitution à peu près semblable à celle de la tumeur.

B) **Tumeur proprement dite.** — La tumeur présente deux zones, l'une centrale conjonctive, l'autre superficielle épithéliale.

1° Zone Centrale. — Elle présente les mêmes éléments histologiques que le pédicule.

a) Tissu cellulaire. — Les bourgeons conjonctifs se subdivisent en ramifications de second et de troisième ordre qui vont se fusionner avec le revêtement épithélial.

b) Vaisseaux. — Les vaisseaux acquièrent dans la tumeur un développement remarquable ; les anses vasculaires venant du pédicule se subdivisent à leur tour parallèlement aux bourgeons conjonctifs en ramifications secondaires et tertiaires. Le papillome est en général très irrigué. Il est à remarquer cependant que l'irrigation tend à diminuer quand la tumeur est à l'état adulte et qu'on voit certains papillomes dans lesquels l'élément vasculaire a presque entièrement disparu.

2° REVÊTEMENT ÉPITHÉLIAL. — Le revêtement épithélial des papillomes muqueux est simple ou stratifié. Lorsqu'il est simple, on ne trouve qu'une seule couche de cellules cylindriques ; lorsqu'il est stratifié, les couches sont multiples et leurs éléments sont ronds, ovoïdes, crénelés, aplatis, fuso-cellulaires, multinucléés (Paul Reclus); beaucoup ressemblent à ceux du corps muqueux de Malpighi et du revêtement de la langue.

Presque toujours, l'épithélium reproduit le type de celui du lieu d'implantation, mais cette règle n'est pas absolue. La néoformation se fait tout entière en saillie et la prolifération de l'épithélium, toujours réglée sur la formation papillaire, ne pénètre pas dans le derme sous-jacent. Aussi, l'ablation se fait-elle avec une minime perte de substance.

SYNONYMIE

Les papillomes sont désignés en Allemagne sous les noms de fibromes papillaires (Wirchow, Rindfleisch, Klebs) et d'épithéliomas papillaires (Ziégler).

FORMES

Les formes cliniques des papillomes laryngés peuvent être classées de la façon suivante :

Chez l'adulte : Forme insulaire, unique ou multiple.
 —   —   diffuse.
 —   —   massive, susceptible de dé-
générer en tumeur maligne.
Chez l'enfant : Forme diffuse.

La forme *diffuse*, appelée aussi *multiple*, est à peu près la seule constatée chez l'enfant.

C) **Siège.** — Castex (1), Bull (2), Semon (3), Throsber (4), et bien d'autres auteurs, donnent l'angle antérieur des cordes vocales comme siège habituel des papillomes. Le plus souvent, ce siège n'est qu'apparent, et après ablation des tumeurs, il est facile de se convaincre que, dans l'immense majorité des cas, le lieu d'implantation du pédicule était non pas la commissure, mais le rebord des cordes vocales (Escat).

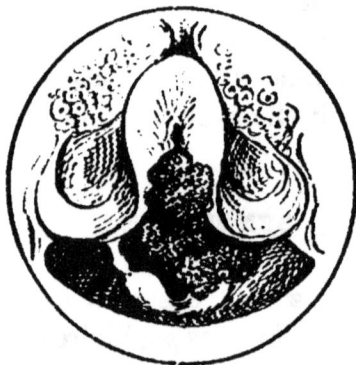

Fig. 1. — Image laryngoscopique du malade du Dr Escat.
(Observation personnelle.)

(1) Castex. Maladies du larynx, du nez et des oreilles. J. Baillière et Fils, Paris, 1906.

(2) Bull. Papillome de la base de la langue et de l'épiglotte (Journal of opht. otol. and laryngol., 1889).

(3) Semon et Schattock. Papillome du repli ary-épiglottique (The Lancet, 1891).

(4) Throsber. Papillome de l'épiglotte (Journal of amer. med. Association, 1898).

Il est des cas dans lesquels on rencontre les
papillomes sur une plus grande étendue de l'organe vocal. Quelquefois même, dans la forme
diffuse, ils envahissent le larynx, les bandes ventriculaires, le repli ary-épiglottique, l'orifice et la
cavité de Morgagni, la région sous-glottique, et
même la trachée jusqu'à sa bifurcation (Schaller),
gagnant ainsi de proche en proche, et faisant en
quelque sorte tache d'huile (Ferreri (1), Mac
Intyre) (2).

Freudweiler (3) les a vus s'étendre à la fois, au
palais et au larynx, chez une fillette de quatre
ans (Obs. XVI).

(1) FERRERI. Sur les tumeurs bénignes sous-cordales du larynx (Arch.
italiane di otol. rinol. e laringologia, 1895, t. II).

(2) MAC INTYRE. Papillomes multiples du larynx et des bronches (Journ.
of. laryngol. rhinol. and otol., août 1893).

(3) FREUDWEILER. Wien. Klin. Wochens, 1897, p. 755, et in A. M. O., 1898,
t. II, p. 102.

CHAPITRE II

PATHOLOGIE

---

§ 1er. — Etiologie.

Pendant longtemps, on ne s'expliqua pas la présence des papillomes sur le bord libre des cordes vocales inférieures, à leur partie antérieure et en général sur la partie élevée de l'appareil respiratoire. A l'état normal, on ne connaissait pas l'existence de papilles dans ces régions et on en était réduit à attribuer leur développement à un travail irritatif local.

Cette explication devint insuffisante dès que les connaissances histologiques se furent précisées.

Un travail irritatif parut incapable de créer de toutes pièces une tumeur de nature papillaire sur un terrain qui n'aurait pas présenté à l'état normal de papilles ou d'éléments histologiquement et embryogéniquement analogues.

Ce n'est qu'en 1878 que Coyne donna dans sa thèse inaugurale une anatomie micrographique complète de la muqueuse laryngée, et ce n'est qu'à partir de cette époque que l'on put s'expliquer la présence fréquente de papillomes sur le larynx. L'embryologie apprend, en effet, que le larynx, l'œsophage, la portion linguale de la cavité buccale ont une même origine ; qu'ils proviennent de la portion supérieure ou respiratoire de l'intestin de l'embryon et sont revêtus à un moment de leur développement d'un épithélium de même nature.

L'étiologie des papillomes demeure obscure.

On a prétendu que ceux qui fatiguent le plus leur organe vocal, chanteurs, orateurs, etc., en sont le plus souvent atteints, et, par induction, on a été amené à incriminer le surmenage. Ce qui tendrait à faire accréditer cette opinion, c'est qu'après une trachéotomie, alors que le larynx a été mis au repos, on a parfois observé la régression spontanée des papillomes (Hunter Mackenzie).

Mais cette disparition spontanée ne s'observe guère que chez les enfants, et l'on ne saurait voir l'étiologie de leur affection dans une fatigue professionnelle, pas plus que dans leurs cris ou leurs pleurs, puisque l'origine fréquemment congénitale de leurs papillomes n'est plus mise en discussion (W.-F. Chappell (1), Hunter Mackenzie, Dufour, Arthur Edith, Lennox Browne).

(1) W.-F. CHAPPELL (de New-York). Quelques néoplasmes intéressant le larynx (Manhattan eye and ear hospital reports, vol. II, p. 865).

Le « travail irritatif » paraît donc n'être qu'une coïncidence d'aill eurs inconstante ; elle peut tromper notre ignorance, mais n'est pas une raison scientifique.

Même, chez les adultes, l'influence de la profession est assez variable ; la statistique suivante, relevée par Castex sur ses malades, le prouve avec évidence.

Il note :

Professeurs de lycée ou d'école.....	4
Chantres d'église................	2
Avocats	2
Voyageur de commerce..........	1
Employés de bureau.............	3
Officier de cavalerie.............	1
Maréchal-ferrant................	1
Mécaniciens	2
Cochers	2
Charretier	1
Marchand de vin................	1
Charbonnier	1

Mais il a constaté aussi le papillome du larynx chez, les rentiers, menuisiers, etc., etc.

On a voulu aussi incriminer l'alcool, le tabac, dont les enfants ne font pourtant pas usage, les inflammations chroniques de la bouche et du nez (de Thost).

Certains auteurs ont émis l'idée que ces végétations pourraient être dues à la tuberculose (Horcasitas, Sterling, Forns) (1) ; à un accident tertiaire de la syphilis (Homolle) (2) ; à une diathèse spéciale explicable par ce fait qu'elles paraissent auto-inoculables (B. Frœnkel) (3).

Certains ont noté leur coïncidence avec les maladies exanthématiques.

Sans nous attarder plus longtemps à ces diverses hypothèses, il nous faut constater que si l'étiologie exacte des papillomes laryngés est encore à trouver, le surmenage de l'organe vocal paraît bien être une circonstance éminemment favorable, sinon à leur production, du moins à leur accroissement.

§ 2. — Symptomatologie.

Nous n'étudierons la symptomatologie des papillomes du larynx que chez l'enfant.

Elle présente deux périodes :

1° Période de raucité. — Cette période est insidieuse, sans autre symptôme que la dysphonie. La voix est éraillée, rauque, disphone, aphone, faisant croire à un simple rhume prolongé.

La gravité de cet état passe insoupçonnée de

(1) Forns. Papillomes pharyngiens et laryngiens, nature tuberculeuse de ces derniers, in A. M. O., 1894, t. II, p. 67.

(2) Homolle. Papillome d'origine probablement syphilitique (Bull. Soc. anat., Paris, 1874).

(3) B. Frœnkel. Communication à la Société Berlinoise de laryngologie, 1ᵉʳ avril 1898.

l'entourage parce qu'il n'y a aucun trouble respiratoire (Mackenzie (1), Wyat Wingrave).

2° Période dyspnéique. — C'est la vraie période clinique, et c'est à ce seul moment, en général, que l'attention de l'entourage est appelée.

Le tableau clinique à cette période affecte
deux types, suivant la marche normale.

a) Type chronique lent, progressif. — Les
papillomes progressent insensiblement, la difficulté de respiration ne s'installe que lentement,
sans à coup, sans fièvre ; les accès de dyspnée ne
se produisent que lorsque les papillomes ont acquis un développement considérable. Il y a alors
un tirage continu, progressif, qui s'accentue pendant des mois et est parfois entrecoupé de spas-
mes asphyxiques qui peuvent être mortels
(Béco) (2) (Obs. I).

b) Type aigu pseudo-croupal. — C'est la forme
la plus insidieuse. En effet, la période de raucité
restant passive passe inaperçue le plus souvent.
L'enfant atteint de papillomes venant à contracter
une laryngite aiguë, une grippe ou même un simple rhume, la sténose aiguë du larynx éclate,
simulant le croup ou la laryngite striduleuse
(Garel) (3).

La plupart de ces cas ne sont pas diagnostiqués.

(1) Mackenzie. British. med. Journal, 1er avril 1899, et in B. l. 1901,
vol. IV, p. 429.
(2) Béco. In B. L., 1900, vol. IV, p. 429.
(3) Garel. Mémoire original, in A. M. O., 1906.

§ 3. — Diagnostic.

A. — Diagnostic positif.

1° A la période dysphonique :

Il est difficile. On n'y songe même pas; seul l'examen laryngoscopique peut le permettre.

2° A la période dyspnéique :

Les symptômes mettent alors sur la voie, mais on ne peut affirmer le diagnostic qu'après constatation par la vue.

Plusieurs méthodes permettent de faire cet examen.

a) Méthode de laryngoscopie classique ou indirecte avec miroir et traction linguale :

Difficile chez les enfants du second âge, elle est bien souvent impossible chez ceux du premier qui s'agitent, crient, et, par suite, contractent leur glotte et même leurs bandes ventriculaires. Le lait, la salive, les mucosités qu'ils rejettent souillent le miroir sans qu'on ait eu le temps d'apercevoir la moindre image (Boulay).

Chez les enfants indociles, la traction linguale présente de grandes difficultés et l'on est obligé d'avoir recours au chloroforme. Chez les enfants dociles, à partir de quatre ou cinq ans, le diagnostic laryngoscopique peut être fait, mais il exige une grande habitude et beaucoup de célérité.

b) Laryngoscopie combinée :

Miroir et pression de la base de la langue (2e méthode de Kirstein).

c) Laryngoscopie forcée (Escat) :

Miroir et protraction de la base de la langue avec un abaisse-langue spécial. Cette méthode est difficile à appliquer ; elle exige une grande habitude du laryngoscope, mais elle est très utile.

d) Laryngoscopie directe avec la spatule de Kirstein :

Ce procédé a l'avantage de donner une image directe toujours préférable à l'image réfléchie ; mais il est difficile à exécuter, brutal, pénible et douloureux. Il est utile quelquefois, mais ne permet pas de voir la commissure vocale antérieure. Souvent aussi, la conformation anatomique des sujets s'oppose à son application.

e) Laryngo-trachéoscopie avec les tubes-spatules de Killian :

Cette méthode procède de la précédente ; elle est très utile, mais exige le chloroforme chez l'enfant indocile.

L'exploration digitale, qui peut être tentée si elle n'amène pas de troubles de suffocation, ne renseigne que sur l'existence de papillomes épiglottiques ou vestibulaires. L'élimination par expectoration de fragments papillomateux a pu quelquefois aider le diagnostic. L'examen macroscopique, si la masse est suffisante, peut permettre un diagnostic affirmatif.

Sous le microscope, il faut, pour prononcer le mot papillome, que le corps des papilles soit

formé de tissu conjonctif et que les couches épithéliales de revêtement soient disposées comme
sur des papilles normales (Cornil, Ranvier).

B. — Diagnostic différentiel.

Il doit être fait avec :

1° Laryngite chronique simple :

L'enrouement chronique existe dans les deux
cas. La laryngoscopie juge la question.

2° Corps étrangers du larynx :

Le début est alors subit ; les commémoratifs et
la laryngoscopie font éviter les erreurs.

3° Laryngite striduleuse ou sous-glottique :

Dans ce cas, la marche est aiguë, la voix très
claire ; il y a de la fièvre et une toux aboyante.
Le laryngoscope permet de voir l'absence des
papillomes et l'œdème sous-glottique.

4° Laryngite sous-muqueuse ou œdémateuse
sous-glottique :

La marche est aiguë ; la voix était claire avant
la maladie. La laryngoscopie tranchera le diagnostic.

5° Croup diphtérique ou pseudo-diphtérique :

La marche est aiguë ; la voix était claire avant
la maladie. Le pharynx est tapissé de fausses
membranes ; il y a de l'adénopathie et de la
fièvre. La laryngoscopie permet de constater
dans le larynx la présence de fausses membranes
qui peuvent se résoudre en quatre ou cinq jours
après sérothérapie.

6° a) Paralysie des phonateurs :

Elle est secondaire, a des myosites liées, a des lymphangites aiguës. La laryngoscopie permet de constater la paralysie.

b) Paralysie du récurrent :

La laryngoscopie permet de reconnaître l'hémiplégie laryngée.

7° Compression trachéale :

1° Par thymus hypertrophié (Marfan) (1).

2° Par adénopathie péri-trachéo-bronchique.

La constatation de ces lésions élimine le diagnostic de papillomes. *La voix reste claire.*

8° Hérédo-syphilis laryngo-trachéo-bronchique (Moure) :

Sténose chronique. Commémoratifs. Fausses couches de la mère. Enfants venus avant terme. Coryza spécifique. Déformations dentaires. Triade d'Hutchinson.

9° Tuberculose du larynx :

A signaler seulement ; elle est excessivement rare chez l'enfant.

Le diagnostic différentiel est très difficile lorsque, sur les papillomes, se ente un état aigu secondaire tel que la laryngite aiguë. Seul, l'examen laryngoscopique peut renseigner exactement.

---

(1) MARFAN. Spasme de la glotte, in Traité des Maladies de l'Enfance.

§ 4. — Pronostio.

Le pronostic des papillomes laryngés est toujours grave chez l'enfant. La forme diffuse qu'ils
revêtent constamment rend leur présence plus
dangereuse pour lui que pour l'adulte, parce
qu'elle aboutit à une occlusion plus rapide et
plus complète des voies respiratoires, et peut
amener l'asphyxie (Castex) (1); parce que leur
repullulation est plus fréquente ; parce que par la
gêne respiratoire continue, ils peuvent amener à
la longue des déformations thoraciques et laryngées et des troubles de phonation qui survivent
à la guérison des tumeurs.

Complications. — Les maladies aiguës inter-
currentes, la laryngite striduleuse, la laryngite
œdémateuse, le croup diphtérique ou pseudo-
diphtérique, la pneumonie, voire même la tuberculose, ont alors un terrain exceptionnellement
préparé pour leur développement. La préexis-
tence de papillomes laryngés assombrit le pronostic de ces dernières affections. Malheureusement, dans beaucoup de cas, la gravité de l'état
morbide est tout entière attribuée, et à tort, à
l'affection intercurrente.

En revanche, la transformation du papillome
en épithélioma n'a jamais été observée chez

(1) Castex. Maladies du larynx, du nez et des oreilles. J.-B. Baillière,
Paris, pp. 111 et suivantes.

l'enfant, contrairement à ce qui se voit chez l'adulte.

Enfin, une des particularités intéressantes des papillomes laryngés de l'enfance est leur régression spontanée possible et fréquente (Mackenzie (1), Myles) (2).

Nous verrons plus loin tout le parti qu'on peut tirer de cette notion dans les indications thérapeutiques.

OBSERVATION PREMIÈRE (Logan Turner).

Larynx d'un enfant mort subitement.

A. M. O., mai 1907, p. 457.

On voit un large papillome inséré sur la corde gauche.

Presque toute la lumière du larynx, au-dessus du plan de la fente glottique, est remplie par la tumeur.

L'enfant, âgé de dix ans, avait toujours eu une bonne santé. La mère déclare qu'elle avait parfois constaté un léger enrouement, mais insuffisant pour nécessiter l'intervention du médecin. Il n'a jamais présenté de troubles de la respiration ni de sensation de suffocation; il jouait avec les autres enfants. Il mourut subitement, en dînant, sans aucun phénomène prémonitoire et parut suffoquer.

(1) Mackenzie. The lancet, 13 fév. 1997.
(2) Myles. In A. M. O., 1901, t. II, p. 283.

OBSERVATION II (Permewan).

Société laryngologique de Londres, 8 juin 1899.

Permewan montre un larynx complètement oblitéré par une masse de papillomes.

La maladie avait été révélée par des crises de dyspnée intenses. La thyrotomie fut pratiquée et amena une amélioration pendant trois ans. Il y eut récidive et mort par asphyxie.

OBSERVATION III (W. Carson).

Société laryngologique de Londres, 3 mai 1901.

W.-B. Carson montre des papillomes multiples du larynx enlevés à l'autopsie d'une enfant de deux ans et demie qui mourut subitement d'asphyxie.

CHAPITRE III

TRAITEMENT

Dans une communication du 10 septembre 1894, le Docteur Rosemberg (1) (de Berlin) constatait qu'on n'était pas d'accord sur le traitement à appliquer aux papillomes du larynx chez les enfants, et posait la question suivante :

« *Vaut-il mieux pratiquer une opéi ·tion endolaryngée chirurgicale ou une autre méthode de traitement ?* »

Il demandait, en outre, qu'on lui fournisse le plus grand nombre possible d'observations, comprenant :

1° Symptômes (enrouement, tirage, image laryngoscopique).

2° Méthode et date de l'opération.

3° Résultat (mort, sa cause, récidives, après combien de temps).

---

(1) A. ROSEMBERG. Recherches collectives concernant le traitement des papillomes laryngés des enfants. (A. I., p. 205, 1894).

A cette date (1894), la question paraissait, à son avis, avoir été peu étudiée.

Quatre ans plus tard, il (1) publiait une statistique établissant que, pendant une période de treize ans, sur 5.808 enfants, soit 3.052 garçons et 2.756 filles, traités à sa polyclinique de Berlin, seize cas de papillomes laryngés avaient été constatés, soit 1 sur 363 malades.

La question revint au Congrès du Jubilé du Professeur Frœnkel et la discussion engagée fit ressortir deux principaux courants d'opinion.

Les laryngologistes recommandaient généralement le traitement endo-laryngien, tandis que les chirurgiens considéraient l'opération comme offrant plus de chances de succès, et parmi ces derniers, les uns étaient plus particulièrement partisans de la trachéotomie, les autres de la thyrotomie ou laryngofissure.

Actuellement, les méthodes proposées peuvent être classées de la façon suivante :

Traitement médical :

Local, Général.

Traitement chirurgical :

1° Voie interne ou endo-laryngée :
a) Sous le contrôle du toucher : Intubation.
—   —   Curettage, écouvillonnage.
b)   —   du miroir : Extirpation.
—   —   Galvanocaustie.
c) Sans le contrôle du miroir : Ablation par voie directe (Kirstein, Killian).
2° Voie externe ou exo-laryngée : Trachéotomie.
—   —   Thyrotomie.

(1) A. ROSEMBERG. Le traitement des papillomes du larynx chez les enfants (Arch. für laryngol. Vol. de 1896, numéro du Jubilé du Professeur Frœnkel).

Nous allons étudier successivement ces diffé-
rentes méthodes.

§ 1er. — Traitement médical.

Le traitement purement médical s'est presque
toujours montré inefficace. Si quelques guérisons
lui ont été attribuées, il est permis de penser
qu'elles étaient dues soit au traitement chirurgical qu'il accompagnait, soit à la régression spontanée des tumeurs.

On a essayé le nitrate d'argent en solution et
sous forme solide, l'acide acétique (Clayton
Fox) (1), l'acide chromique dilué, le chlorure et
le sulfate de zinc, le sulfate de cuivre porté directement sur les végétations ; on a essayé des insuf-
flations de poudres astringentes, de nitrate d'argent, d'alun, de sabine, qui agissent assez bien
dans les papillomes de la peau, mais, pour la raison que nous avons déjà donnée, les observations
recueillies ne sont pas de nature à convaincre.

Cependant, Heryng (2) aurait obtenu de bons
résultats par l'emploi du phénol sulfo-riciné à
3 p. 100 en badigeonnages.

Dans cinq cas qu'il cite, les productions mor-
bides ont disparu sans laisser de traces chez des

(1) CLAYTON FOX. Soc. laryngol. de Londres, 3 février 1905 (in A. I., 1906,
p. 568).
(2) HERYNG Traitement des papillomes par le phénol sulfo-riciné (Gazeta
Lekarsk, 20 avril 1897. Analyse du Wratch, 1897, p. 913. — Therapeutische
Monatch, 4, 1897).

sujets de cinq à cinquante-huit ans, après un traitement de deux à quatre semaines, les badigeonnages étant répétés tous les deux ou trois jours.

Ce traitement ne donnerait pas de résultats dans
les tumeurs grosses et dures.

Dundas Grant (1), à la suite d'extirpations répétées de papillomes laryngés suivis de récidives,
dit les avoir définitivement détruites, chez une
jeune femme de vingt ans, par des cautérisations
avec l'acide salycilique dissous à 5 p. 100 dans
l'alcool absolu.

Dans des conditions semblables, chez une jeune
fille de dix-huit ans, Bond (2) a employé les attou-
chements au perchlorure de fer, et il enregistre
une guérison.

F.-J. Quinlan a employé avec succès la solution d'acide salycilique à 10 p. 100 chez une jeune
fille de vingt-trois ans, après ablation de quatre-
vingt-treize papillomes diffus.

Heindl (3) rapporte une observation de guérison spontanée de papillomes du larynx ayant récidivé après extractions endo-laryngiennes. Le
malade fut soumis à des inhalations de chlorure
de sodium et rejeta les papillomes fragmentés.
Au bout de dix-huit mois, le larynx offrait encore
quelques traces de cicatrices.

Bronner (4) (de Bradfort) fait l'éloge de l'em-

(1) DUNDAS GRANT. Papillomes multiples du larynx (In A.M.O., 1899, t. I,
p. 50.)
(2) BOND. Papillome récurrent du larynx (In A. M. O., 1899, et In R. L., 1899,
t. II, p. 267).
(3) HEINDL. Soc. Viennoise de laryngol., 7 déc. 1899 (In A. M. O., 1901, t. I,
p. 175).
(4) BRONNER. In A. M. O., 1901, t. II, p. 431.

ploi du formol en pulvérisations avec une solution à 1/2000° graduellement augmentée jusqu'à
1/250°.

M.-W.-F. Chappell (1) propose l'alcool absolu ;
W.-B. Johnson (2), les applications d'acide chromique et de formaldéhyde.

Nous avons recueilli ces observations, bien que
l'âge des malades en classe quelques-unes en
dehors du sujet traité ; aussi citons-nous ces dernières, uniquement à titre d'indication de l'agent
thérapeutique employé et sous réserve de contre-
indication chez l'enfant.

Le traitement médical est, comme on le voit,
incertain dans ces résultats. Chez les enfants âgés
de cinq ou six ans, il est difficilement applicable,
car il exige une soumission parfaite aux manœuvres endolaryngées ; il demeure malaisé chez les
enfants plus âgés dont la docilité ne peut souvent
être obtenue qu'au prix d'une longue et patiente
éducation et qu'il rebute par la multiplicité nécessaire des interventions.

Même en l'absence de troubles respiratoires
alarmants, il est inopportun à raison de la régression spontanée possible et de l'absence de tendance à la malignité.

Quant aux essais de traitement médical interne,
nous pouvons citer la médication iodurée
(Obs. VIII). Béco (3) l'a tentée sans succès. Tout

(1) CHAPPELL (M.-W.-F.). Papilloma of the larynx (in R. L., 1597, t. II, p. 1492)
(2) JOHNSON (W.-B.). Communic. à l'Acad. de méd. de New-York, 23 ma
1900 (In A. M. O., 1901, p. 868.)
(3) Béco. Papillomes diffus du larynx et de la trachée (Mémoire original,
in R. L., 1901, t. II, p. 449).

récemment, Kœlheutter (1) a repris cette méthode
en remplaçant l'iodure de potassium par l'iodipine, et il enregistre une disparition des papillomes traités.

Hunter et Dundas Grant (2), frappés de l'action
exercée par l'arsenic sur les végétations cutanées
(verrues), ont proposé cette année même la médication arsénicale. Il serait encore prématuré de
porter un jugement sur cette méthode (Obs. VIII).

Si cependant il y a, comme certains faits paraissent le faire admettre, un processus général
papillogène ou verrucogène interne encore
aujourd'hui mystérieux et seulement soupçonné,
et qu'il soit un jour mis en évidence, il est à
espérer que la nature du mal une fois découverte,
le remède ne tardera pas non plus à être décelé.
Alors la médication générale aura peut-être le
pas sur la médication locale.

En attendant, les échecs répétés de l'une et de
l'autre ont transporté la question du meilleur
traitement uniquement sur le terrain chirurgical.

(1) Kœlheutter. In A. M. O., janv. 1907, p. 86.
(2) Hunter et Dundas Grant. In A. M. O., janv. 1907, p. 86.

§ 2. — Traitement chirurgical.

A. — Voie interne ou endo-laryngée.

a) Sous le controle du toucher

1° *Tubage.*

Cette méthode a contre elle :

1° Sa contre-indication habituelle dans les sténoses chroniques.

Merveilleux contre les sténoses aiguës passagères qui durent deux à huit jours au maximum (croup), le tubage devient une méthode peu pratique exposant à toutes sortes d'ennuis (difficulté de la déglutition, expulsion spontanée, lésions de décubitus, ulcérations, chondrite, rétrécissements, etc.) quand il s'agit de sténose chronique. Or, la sténose par papillomes est une sténose essentiellement chronique (Mackenzie (1), Castex (2), Lohrstorfer (3), Barlatier) (4).

2° La possibilité de l'obstruction par des papillomes sus-glottiques ou trachéaux détachés ultérieurement.

3° Le peu de bons résultats relevés à son actif (Obs. IV, V, VI).

---

(1) H. Mackenzie. Brit. Med. Journal, 12 septembre 1896, n° 1863.
(2) Castex. Maladies des oreilles, de la gorge et du nez.
(3) Lohrstorfer. Med. Record., 1896. et in A. M. O., 1897, t. II, p. 266.
(4) Barlatier. Mémoire original, in A. I., 1906, p. 673. Rétrécissements laryngés consécutifs au tubage et à la trachéotomie.

En résumé, le tubage appliqué au traitement des papillomes diffus de l'enfant est en principe une mauvaise méthode. Il n'est justifié à la rigueur que dans deux cas :

1° Lorsque le praticien, appelé pour la première fois auprès d'un enfant asphyxiant et atteint de papillomes à son insu, est obligé de parer d'urgence à l'asphyxie sans avoir le temps de préciser le diagnostic causal.

Encore dans ce cas, si l'existence des papillomes pouvait être soupçonnée, mieux vaudrait recourir à la trachéotomie.

2° Lorsque le tubage, pratiqué suivant la technique et l'instrumentation de Lichtwitz (1), constitue une manœuvre préparatoire du curettage (*fig. 2*).

OBSERVATION IV (Lohrstorfer).

Il s'agit d'un enfant ; les deux diagnostics primitifs furent d'abord, asthme ; puis, la dyspnée augmentant, croup. Une première intubation de six jours amena une cessation de la dyspnée qui, malgré une courte menace, se prolongea un mois. Au bout de ce temps, une nouvelle intubation fut nécessaire. La première tentative de détubation amena des accidents tels que la trachéotomie dut être faite immédiate-

(1) Cette méthode consiste à mettre en place un tube à parois percées de fenêtres et à opérer le curettage des tumeurs qui font saillie dans la lumière du tube.

ment. L'enfant mourut au bout de douze heures, probablement par obstruction accidentelle de la canule. A l'autopsie, on trouva un papillome remplissant tout le larynx. La dernière intubation, bien que prolongée pendant trois semaines, n'avait pas déterminé la moindre irritation de la trachée.

OBSERVATION V (William Cheatham).

William Cheatham (1) a présenté à la Société Clinique de Louisville le larynx d'un enfant de deux ans et demi, mort asphyxié par sténose laryngée ; cette sténose avait débuté vers l'âge de dix-huit mois et quelques semaines avant la mort. L'auteur put sentir une grosse tumeur en introduisant le doigt au fond de la gorge. A l'autopsie, on trouva une grosse tumeur papillomateuse qui avait complètement englobé les cordes vocales.

Dans un cas semblable, l'auteur avait pratiqué le tubage ; l'enfant conserva le tube pendant quarante-huit mois et la tumeur finit par se résorber, évidemment sous l'influence de la pression exercée par le tube.

L'opération avait été refusée dans le premier cas.

OBSERVATION VI (W.-B. Johnson) (2).

Un enfant présentait des troubles vocaux depuis quatre mois. Le diagnostic de papillomes laryngés est posé et l'on extrait avec la pince des fragments

(1) William Cheatham. Archives of pædiatries, mai 1897, p. 353.
(2) Johnson (W.-B.). Académie de Médecine de New-York, 23 mai 1900.

papillomateux. L'extraction est immédiatement suivie d'applications de formaldéhyde et d'acide chromique. Le volume des papillomes augmentant, il fallut pratiquer, à cause de la dyspnée, l'intubation pendant quatorze jours.

2° Curettage par voie endo-laryngée sans le secours de la laryngoscopie et sous le seul contrôle du toucher.

Principe de la méthode.

Le principe de cette méthode n'est point nouveau. Ce procédé dérive, en effet, de l'écouvillonnage du larynx à l'aide d'un tube fenêtré proposé, dès 1840, par Loiseau (médecin de Montmartre) pour désobstruer le larynx des fausses membranes dans le croup.

L'extraction des papillomes paraît avoir été tentée plus tard par O'Dwyer à l'aide d'un tube fenêtré spécial.

Lichtwitz (de Bordeaux) utilisa enfin le tubage comme auxiliaire de l'extraction, à l'aide d'un tube pourvu d'une fenêtre dans laquelle les papillomes devaient faire saillie. Grâce à la dilatation de la glotte par le tube, les manœuvres endo-laryngées devaient être ainsi facilitées, car cette dilatation, tout en prévenant le spasme et l'asphyxie, favorisait l'introduction de la curette ou de la pince dans le larynx.

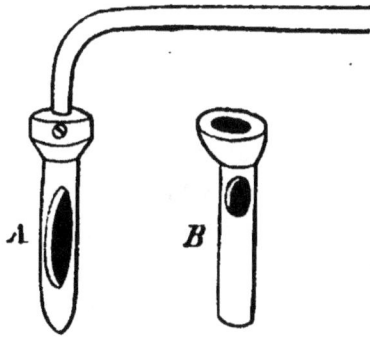

Fig. 2.

A. — Tube de O'Dwyer
B. — Tube de Lichtwitz.

Inspiré par ces tentatives, M. Escat a eu l'idée de revenir à l'écouvillonnage du larynx. Le retour à cette méthode lui a été inspiré par les considérations suivantes :

1° L'unique danger des papillomes diffus du larynx, chez l'enfant, se résume dans l'obstacle apporté à la respiration par la présence de ces tumeurs.

2° L'extirpation par thyrotomie ne prévient pas la récidive, étant donné que, dans un cas cité par Mackenzie, Clubbe dut exécuter cette opération, sur un enfant de quatre ans, dix-sept fois en trois ans (1)

3° L'extirpation sous le contrôle de la laryngoscopie n'est qu'exceptionnellement possible chez l'enfant.

4° L'extirpation par la méthode de Kirstein et Killian présente parfois des difficultés d'exécution qu'on ne saurait nier, et, d'autre part, ce procédé ne met pas plus à l'abri des récidives que les précédents.

5° La trachéotomie n'est point dépourvue de dangers et expose à des complications.

6° Les papillomes sont susceptibles de s'atrophier spontanément chez l'enfant (H. Mackenzie).

Si donc, par une méthode simple, on peut parer chez l'enfant aux dangers d'asphyxie en supprimant provisoirement l'obstacle à la respiration, c'est-à-dire en désobstruant le larynx des masses papillomateuses qui l'embarrassent, on aura atteint le but thérapeutique principal.

Peu importe que par ce procédé assurément moins précis, mais en revanche autrement facile que l'extirpation sous le contrôle de la laryngoscopie directe ou indirecte, on n'obtienne qu'un résultat palliatif.

Si ce résultat palliatif se prolonge plusieurs mois et plusieurs années, grâce au besoin, à des écouvillonnages répétés, la partie sera gagnée, l'enfant grandira ; avec l'âge, la glotte s'élargira, la tendance au spasme glottique spéciale à l'enfant s'atténuera, et, par suite, les dangers d'asphyxie seront éloignés.

Enfin, l'enfant grandissant deviendra plus docile, et si l'atrophie spontanée des papillomes ne se produit pas, on verra poindre le jour où une ablation sous le contrôle de la laryngoscopie sera possible.

Instrumentation.

L'instrument imaginé dans ce but par M. Escat, construit avec la plus grande précision par la maison Collin, et auquel nous donnerons le nom de *papillotome laryngien (fig. 3)*, est composé de trois pièces :

1° Un tube tronc-conique présentant trois fenêtres occupant presque toute la hauteur du tube et séparées par des lames tranchantes découpées en hélice dans la paroi.

Ces lames sont tranchantes par les deux bords ; le tranchant est taillé aux dépens de la table interne du tube.

Ce tube est perforé à son extrémité libre par un orifice suffisant pour permettre le passage de l'air, assez petit pour ne point laisser chuter dans la trachée les papillomes tombés dans le tube au cours de l'écouvillonnage.

Par sa base supérieure, le tube est pourvu d'un pivot muni d'un pignon d'angle, grâce auquel l'instrument animé de rotation autour de son axe vertical pourra agir à la façon d'un alésoir ou d'une tondeuse de gazon.

2° Un manche courbé comme les instruments à tubage et pourvu à son extrémité d'un anneau orienté dans le plan vertical, dans lequel doit être engagé le pouce de l'opérateur.

3° Une crémaillère mobile horizontalement et dans le sens antéro-postérieur, engrenée avec le pignon d'angle du tube auquel elle imprime des mouvements de va-et-vient ; cette crémaillère est adaptée à une gaine glissant sur le manche et pourvue de deux anneaux dans lesquels sont engagés l'index et le médius.

Grâce au jeu de cette crémaillère, on fait exé-

cuter au tube un tour complet autour de son axe,
alternativement dans le sens dextrorsum et dans
le sens sinistrorsum. Des tubes de divers calibres,
proportionnés à l'âge de l'enfant, peuvent être
adaptés au même manche.

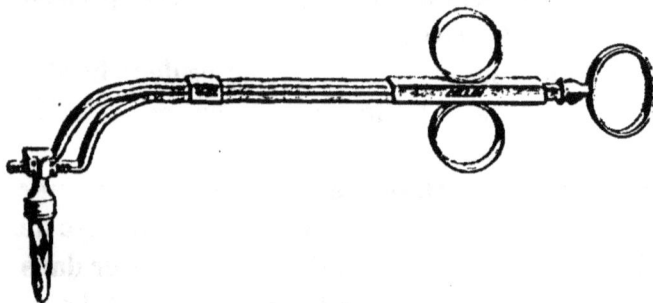

Fig 3. — (Cours du Dr Escat.)
Papillotome laryngien.

Avantages de l'instrument.

1° Il peut être introduit dans le larynx comme
un instrument à tubage monté sur son applica-
teur, sous le seul contrôle du toucher pratiqué
avec l'index de la main gauche ; son emploi est,
par suite, à la portée de tout praticien familiarisé
avec la technique du tubage.

2° Il est aussi inoffensif que les instruments à
tubage. Il ne peut blesser ni la muqueuse ni les
cordes vocales ; le tranchant des lames n'a, en
effet, d'action que sur les papillomes ou toute autre
végétation qui, faisant un relief anormal sur la
lumière du conduit laryngo-trachéal, sont susceptibles de s'engager dans les fenêtres.

Critiques de l'instrument.

Le mécanisme adopté a rendu nécessaire la coudure à 90 degrés, la crémaillère devant avoir nécessairement une direction perpendiculaire à l'axe du tube ; or, l'angle normal formé par l'intersection de l'axe laryngo-trachéal et de l'axe buccal est supérieur à 90 degrés ; il varie entre 100 et 130 degrés et peut même devenir plus obtus à la faveur de l'extension de la tête, puisque, dans la technique de Kirstein, il s'ouvre, au point d'atteindre 180 degrés.

Pour obtenir un instrument coudé à 100 ou 130 degrés, il faudrait recourir à un autre mécanisme. M. Escat avait songé à un bras flexible mû par un tour à main ou par un moteur électrique ; mais les frais nécessités par ce mécanisme ont arrêté le constructeur, étant donné qu'il s'agissait encore d'un instrument d'essai. Néanmoins, il n'y aurait pas à hésiter à recourir à ce mécanisme si la méthode devait être dans la pratique courante.

Une autre imperfection de l'instrument est constituée par le bec de la crémaillère qui vient heurter la paroi pharyngienne postérieure pendant la manœuvre ; mais, pour obvier à cet inconvénient, il suffit de tenir l'instrument un peu diagonalement en dirigeant le manche de la commissure labiale gauche vers le pilier postérieur droit.

Technique opératoire.

I.. n'est autre que celle du tubage ; aussi, pouvons-nous nous dispenser de la décrire.

L'enfant bien maintenu entre les genoux d'un premier aide, la tête en légère extension, la bouche maintenue ouverte par un deuxième aide, à l'aide d'un ouvre-bouche de O'Dwyer, l'opérateur introduit l'index gauche dans le laryngopharynx, à la recherche de l'épiglotte d'abord, puis des arythénoïdes.

A partir de ce moment, l'engagement du tube papillotome dans le larynx se fait comme dans le tubage.

Le tube introduit, il suffit de faire exécuter à la crémaillère un double mouvement de va-et-vient et de retirer l'instrument qui emporte avec lui les papillomes recueillis dans le tube comme dans un panier. Une légère expectoration sanguinolente suit cette manœuvre.

Si l'enfant n'est pas trop fatigué, on peut la renouveler deux ou trois fois.

Il est bon de préparer l'enfant contre le spasme glottique en lui faisant prendre, pendant les trois jours qui précèdent, du bromure de potassium, de la belladone et de la codéine, afin de diminuer la tendance aux réflexes.

Toutefois, en prévision de spasme possible, on tiendra à sa disposition le nécessaire pour pratiquer soit le tubage, soit la trachéotomie.

Les suites, d'après notre observation, paraissent très simples. Quelques douleurs de contusion de la région prélaryngée sont accusées, les deux ou trois jours suivants, par le petit malade.

OBSERVATION VII *(Personnelle)*

Papillomes diffus du larynx chez un enfant de trois ans et demi. Tirage continu et progressif avec accès de suffocation.

N° 6767 du Registre de la consultation oto-rhino-laryngologique de la Clinique de dermato-syphiligraphie de M. le Professeur AUDRY.

Hervé Gros, âgé de trois ans et demi, domicilié chemin de Périole, à Toulouse, est conduit pour la première fois, par sa grand'mère, à la consultation oto-rhino-laryngologique, le 15 août 1906.

Depuis dix-huit mois environ, cet enfant est sujet à de l'enrouement qui, passager au début, est devenu constant depuis quinze mois, sans cause apparente et sans autres symptômes.

Il y a un an, il contracta la rougeole qui évolua assez normalement ; mais à la suite de cette maladie, l'enrouement s'accentua et acquit le maximum qu'il a conservé jusqu'à ce jour (15 octobre 1906).

Depuis six mois environ, l'enfant est sujet à des rhumes, à la suite desquels la respiration paraît plus gênée ; depuis trois mois, cette gêne respiratoire est devenue manifeste et progressive. L'enfant est essoufflé, anhélant au moindre effort. Le sommeil est pénible, agité, entrecoupé d'accès de suffocation qui, depuis quelques jours, ont donné de l'inquiétude à l'entourage.

A deux ou trois reprises, à l'occasion d'une contrariété ou d'une crise de pleurs, il s'est produit de véritables accès asphyxiques qui ont fait songer l'entourage et le médecin traitant à des accès de croup ou de faux croup.

Etat actuel. — L'état général de l'enfant paraît peu altéré, le teint est coloré, l'embonpoint est quasi-normal.

La dysphonie très manifeste rappelle la voix éteinte du croup.

Il existe un certain degré de tirage continu des plus évidents.

L'enfant, très nerveux et très indocile, se prête mal à l'examen.

Avant qu'on ait tenté d'examiner sa gorge, il se livre à un accès d'agitation indicible, qui a pour effet d'accentuer le tirage et de provoquer un accès aigu de suffocation, comme on en observe dans le croup et le faux croup; le tirage devient rapidement épigastrique et s'accompagne de cyanose.

Ne pouvant songer à l'examen laryngoscopique par la méthode classique, M. Escat procède à l'examen forcé, suivant sa méthode, avec l'abaisse-langue laryngoscopique.

Cet examen, qui nécessite le secours de l'ouvre-bouche, est lui-même d'une très grande difficulté.

Néanmoins, dès la deuxième ou troisième tentative, M. Escat peut reconnaître un vestibule laryngique plein de papillomes diffus dont les plus apparents paraissent insérés sur la face interne de l'épiglotte et sous la bande ventriculaire gauche. La glotte cachée sous les papillomes est invisible (Voir *fig. 1*).

Cet examen est renouvelé à quelques jours d'intervalle. L'indocilité de l'enfant va plutôt en croissant.

L'état respiratoire reste stationnaire, et malgré tout, les séances de laryngoscopie, en dépit de l'agitation qu'elles provoquent, n'éveillent point de spasme glottique; aussi, avant de tenter une intervention par voie exo-laryngée, trachéotomie ou thyrotomie, M. Escat se décide-t-il à faire des tentatives par voie endo-laryngée.

Des diverses méthodes endo-laryngées, l'extraction sous le contrôle de la laryngoscopie classique est à éliminer en raison de l'indocilité excessive du sujet.

Restent trois procédés :

1° Le procédé de Kirstein avec la spatule;
2° Le procédé de Killian;
3° L'écouvillonnage sous le contrôle du toucher.

a) Procédé de Kirstein. — Tenté avec la spatule simple, échec complet; l'aplatissement de la base de la langue est d'une extrême difficulté. M. Escat renonce complètement à ce procédé.

b) Procédé de Killian. — Désirant tenter cette méthode, M. Escat fait construire, par Collin, un tube spécial un peu analogue au tube œsophagoscopique fermé à fenêtre latérale de Kirstein.

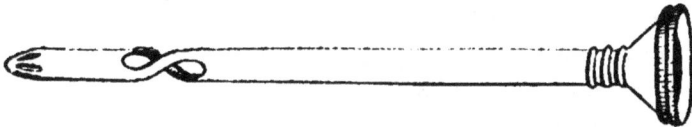

Fig. 4.
Tube à deux fenêtres du Dr Escat.

Ce tube rectiligne est fermé à son extrémité, mais pourvu, près de cette extrémité, d'orifices elliptiques destinés à permettre la respiration pendant la manœu-

vre. A 12 millimètres environ de cette extrémité, le
tube est pourvu de deux fenêtres opposées, à bords
hélicoïdaux tranchants d'un seul côté.

Le tube introduit dans le larynx par un mouvement
de vis, comme les tubes de Kirstein, de Killian et de
Guinez, devait être arrêté dès que la fenêtre se trou-
verait au niveau des papillomes, ceux-ci devant faire
saillie dans la lumière du tube.

A ce moment, un mouvement de vis imprimé au
tube en sens inverse du mouvement d'introduction,
de façon à aborder les papillomes par le bord tranchant des fenêtres, devait suffire pour raser les papillomes et les emporter dans la cavité du tube.

Mais avant de tenter cette méthode qui paraissait
fort rationnelle, mais qui exigeait la chloroformisation, en raison de l'indocilité excessive du sujet,
M. Escat préféra essayer la méthode suivante, qui
réussit pleinement et rendit inutile toute tentative
par la méthode précédente.

c) *Ecouvillonnage avec le papillotome laryngien*
(voir description, page 42). — Le 11 février, deux
tentatives sont faites suivant la technique décrite
(page 46).

Agitation extrême ; expectoration sanguinolente ;
mucosités abondantes ; impossible de retrouver dans
les mucosités des fragments de papillomes. Mais les
deux tentatives, loin d'amener le moindre spasme,
sont suivies d'une amélioration de la respiration.

Les deux jours suivants, l'enfant accuse des douleurs prélaryngées. Huit jours après, les accès de
suffocation ont disparu ; la respiration est redevenue
normale.

Un mois après, la voix redevient presque claire.

Un nouvel examen fait à cette époque montre qu'il

présente des papillomes sur la bande ventriculaire gauche.

Le 21 juin, il revient à la consultation pour ainsi dire guéri. La respiration et la voix sont normales.

Le lendemain, nouvel examen ; on voit encore une masse papillomateuse sur la bande ventriculaire gauche.

Nouvelle séance d'écouvillonnage avec le gros tube du papillotome. M. Escat ramène un assez gros fragment de papillome qui a été soumis à l'examen histologique.

Pas la moindre réaction spasmodique ; état général très satisfaisant.

N'oublions pas de signaler que l'enfant a été soumis depuis trois mois, d'une façon à peu près constante, au traitement arsénical :

Liqueur de Fowler (six gouttes par jour).

Réflexions. — L'enfant est devenu plus docile ; il commence à se laisser examiner. Nous le considérons actuellement à l'abri de tout accident grave. S'il n'est pas complètement guéri, il est sûrement en excellente voie.

En tout cas, les récidives éventuelles, toujours possibles, seront sûrement et facilement combattues par le papillotome, et l'enfant pourra ainsi, sans dommages, s'il est surveillé, gagner l'âge où pourront lui être appliquées utilement les méthodes endo-laryngiennes, qui sont les méthodes curatives de choix, et ce n'est pas un mince résultat que d'avoir pu ainsi éviter au petit malade les procédés sanglants de la voie exo-laryngée.

Examen histologique de la coupe du papillome du malade de M. Escat (Pl. I).

Le fragment ayant été mal orienté, les coupes de la tumeur sont transversales. Elles apparaissent comme constituées par un stroma conjonctif central entouré sans interruption par un épais revêtement épithélial. Le stroma conjonctif central est représenté par un derme papillaire présentant les particularités qui suivent :

1° *Tissu central*. — Ce tissu est constitué, dans son ensemble, par des faisceaux conjonctifs fins, délicats, ne présentant pas d'orientation bien délimitée et au sein desquels se trouvent de très nombreuses cellules conjonctives très sensiblement normales. Ce tissu est très riche en vaisseaux, lesquels ne sont pas sans présenter quelques particularités intéressantes. En effet, la plupart sont béants, modérément distendus et remplis de globules rouges. Leur endothélium présente des signes d'altération manifeste. Il a, en effet, proliféré sur la plupart de ces vaisseaux, et, sur quelques-uns d'entre eux, la cavité est limitée par une ligne ininterrompue de cellules légèrement gonflées, de forme arrondie, et disposées en chapelet.

Il existe, en outre, dans le tissu conjonctif environnant, d'assez nombreux globules blancs diapédésés, appartenant, pour la plupart, au type polymorphonucléaire.

Ce stroma conjonctif envoie vers la surface de la tumeur des prolongements papillaires assez grêles et relativement peu nombreux, presque toujours très étroits. Certains de ces prolongements ont même été

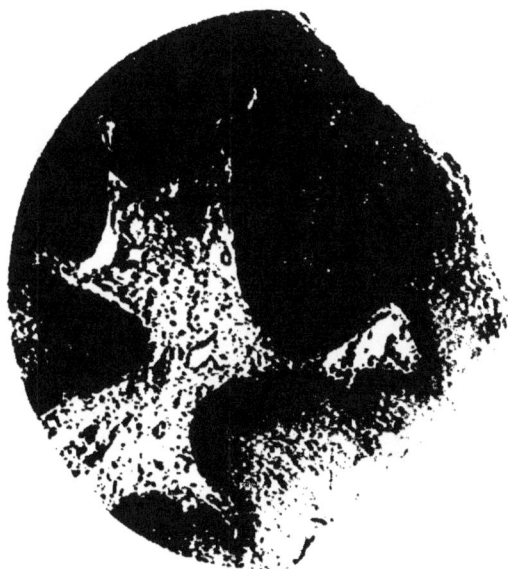

Coupe histologique du papillome laryngé du malade
du Dr ESCAT.

(Obj. apochromatique 16ᵐᵐ. Leitz. — Ocul. 4 compensé).

presque complètement étouffés par suite de l'hyper-
trophie épidermique sus-jacente.

La papillomatose est donc assez peu marquée.

2° *Revêtement épithélial.* — Le revêtement épithélial
qui forme, nous l'avons dit, une couche ininterrompue autour du stroma conjonctif, présente des particularités plus ou moins intéressantes. La lésion
dominante est une acanthose très marquée ; l'épithélium, dans son ensemble, est extrêmement épais ;
l'épaississement porte surtout sur les cônes interpa-
pillaires, lesquels sont accrus à la fois en hauteur et
en largeur. Au niveau des prolongements papillaires
du derme, l'épaisseur de l'épithélium est bien moins
considérable et sensiblement normal.

L'épithélium présente dans ses couches profondes
tous les signes d'une prolifération active. On retrouve, en effet, jusqu'à une distance relativement
considérable de la basale, des noyaux en karyokinèse.
Les cellules épithéliales ne tardent pas à présenter
autour du noyau une cavité qui va en s'agrandissant,
donnant aux éléments un aspect de cellules végé-
tales. Cet aspect se retrouve jusque dans les couches
les plus superficielles de l'épithélium. En aucun
point, on ne trouve d'éléidine ni de productions cor-
nées à la surface ; il n'y a donc pas de leucoplasie.

En résumé, l'altération dominante est l'acanthose
excessive de l'épithélium, primant de beaucoup le
processus de papillomatose. En de nombreux points,
en effet, on trouve des papilles complètement atro-
phiées et étouffées, en quelque sorte, par l'épithélium
hypertrophié à l'excès.

b) Sous le controle de la laryngoscopie classique

1º *Extirpation par voie endo-laryngée.*

Cette méthode, qui est la plus pratique chez l'adulte, est la moins pratique chez l'enfant, à cause de :

1º Son indocilité ; il n'y a pas un enfant sur vingt qui se prête à ces manœuvres.

2º Son impatience.

3º La maladresse du patient pour tenir la langue et obéir aux commandements de l'opérateur.

4º La difficulté de respiration, dans la plupart des cas, expose au spasme et à un accès de suffocation pendant la manœuvre, d'où danger.

5º La difficulté d'appliquer la cocaïne.

6º Le danger de la cocaïne appliquée par la méthode de Frey. (Sous-cutanée prélaryngienne chez l'enfant.)

La laryngoscopie forcée (méthode du Dr Escat) (1) n'est point pratique ici, car elle immobilise les deux mains de l'opérateur pour la seule mise en place du miroir.

En résumé, l'ablation par la voie endo-laryngée sous le contrôle de la laryngoscopie n'est possible que dans un nombre de cas extrêmement limité, peut-être pas une fois sur vingt. Elle

(1) Voir Ricard. De l'examen forcé du larynx chez l'enfant (Thèse de Toulouse, 1899).

demeure donc une méthode d'exception toutefois très précieuse, quand on a la bonne chance de tomber sur un enfant particulièrement docile.

L'extirpation à la pince se fait avec des pinces-curettes à cuiller ou fenêtrées de formes diverses :

Pinces de Ruault;
—   Suarez de Mendoza;
—   Moure;
—   Dundas Grant;
—   Krause;
—   Mahu;
—   Moritz Schmidt *(fig. 5)*.

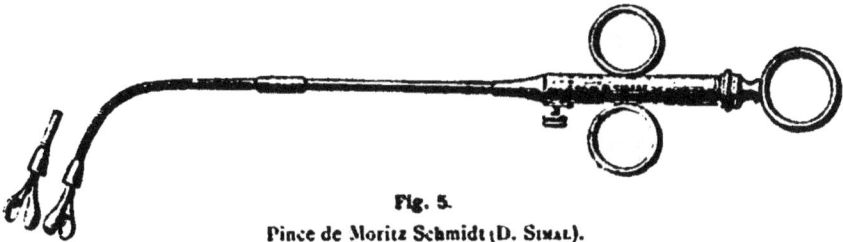

Fig. 5.

Pince de Moritz Schmidt (D. Simal).

Cette dernière est surtout à conseiller. Sa monture fine et très déliée n'intercepte pas le regard ; elle exige, de la part de l'opérateur, le moins possible de mouvements difficiles à coordonner, ses mors sont interchangeables et l'on peut les faire agir aussi bien dans le sens sagittal que dans le sens transversal, condition précieuse pour extirper avec une égale facilité les végétations siégeant sur les parois latérales et le bord libre des cordes vocales et celles implantées dans l'espace interarythénoïdien, à la commissure antérieure ou sur la face interne de l'épiglotte.

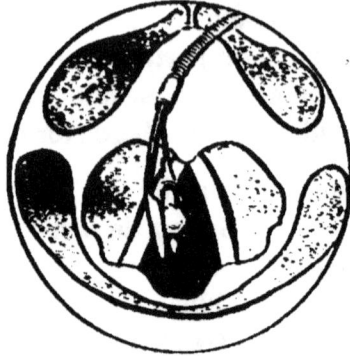

Fig. 6 (Cours de M. Escat).

Ablation de papillomes à la pince de Schmidt.

On peut aussi employer le polypotome serre-nœud.

2° *Méthode galvanique ou galvanocaustie.*

Nous ne citerons cette méthode que pour la condamner. La forme diffuse de papillomes laryngés des enfants exigerait, pour être efficace, une application du galvano-cautère trop longue, et, par suite, dangereuse pour le larynx. Les rétractions cicatricielles consécutives pourraient déformer l'organe, entraver son développement ultérieur et aboutir à la sténose laryngée, au double préjudice de la respiration et de la phonation (Poyet).

Dundas Grant (1) cite cependant deux cas d'application de galvano-cautère chez des enfants. Il

(1) DUNDAS GRANT. — Le galvano-cautère dans le traitement des petites tumeurs des cordes vocales (The Journal of laryngol. rhinol. and otol., juin 1904).

n'intervint, du reste, que pour compléter une abra-
sion à la pince, et cinq applications de pointes
de feu furent nécessaires pour détruire la totalité
des restes de la tumeur.

c) Sous le controle de la vision directe

*Extirpation par voie endo-laryngée suivant les
méthodes de Kirstein et de Killian.*

Les divers procédés d'ablation des tumeurs
par voie naturelle, que nous venons de décrire,
sont d'une application difficile et quelquefois impossible à cause de l'emploi obligé du miroir.
Aussi, quelques laryngologistes se sont-ils appli-
qués à pratiquer directement sans lui sur le
larynx et la trachée, non seulement l'examen,
mais encore les interventions chirurgicales.

Valdenburg, en 1860, Kusmaul (de Fribourg-
en-Brisgau), en 1868, firent les premières tentatives, mais c'est à Kirstein (de Berlin) et à Killian
(de Fribourg-en-Brisgau) que revient l'honneur
d'avoir découvert et mis en pratique, en 1897,
l'examen direct du larynx et la trachéo-bron-
choscopie.

La méthode de Kirstein a pour principe l'ins-
pection directe du larynx.

Sa technique est la suivante : Le malade, assis,
met sa tête en extension forcée sur le tronc
pendant que ce dernier est, au contraire, forte-
ment fléchi sur les cuisses, attitude rappelant

celle d'une personne qui, accoudée à un balcon, relève la tête pour causer avec un interlocuteur placé à l'étage supérieur.

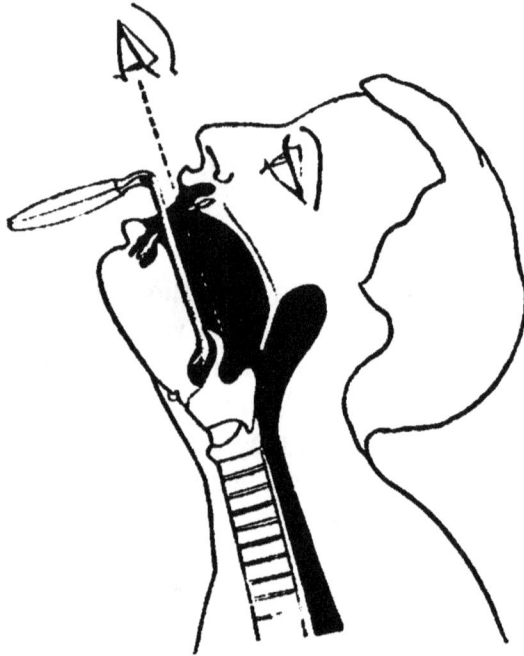

Fig. 7.
Examen du larynx par la méthode de Kirstein.
(Cours de M. Escat.)

L'observateur, debout, applique sur la langue du patient la spatule de Kirstein, sorte d'abaisse-langue placé à angle droit sur un manche et dont l'extrémité libre, à peine recourbée sur le plat, présente une échancrure destinée à chevaucher sur le ligament glosso-épiglottique médian.

Imprimant à la spatule un mouvement de bascule, il déprime à fond de la base de la langue,

réduisant ainsi au minimum l'angle formé par
l'axe buccal et l'axe laryngo-trachéal ; l'épiglotte
basculant, la glotte se découvre et le regard
de l'opérateur peut ainsi plonger dans le larynx
(*fig. 7*).

Le tube-spatule de Killian (*fig. 8*) est aujour-
d'hui préféré, en général, à la spatule de Kirstein.

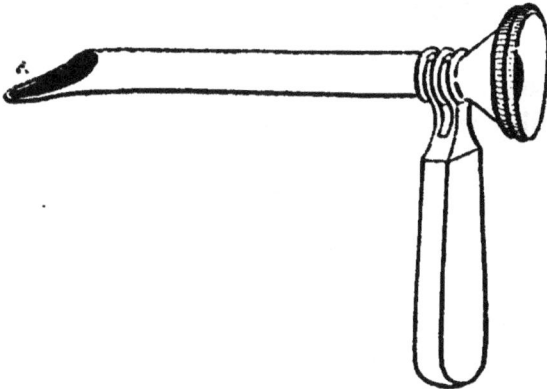

Fig. 8.
Tube-spatule.

Garel (1) décrit ainsi le procédé opératoire de
la méthode de Killian : « L'enfant, préalablement
« anesthésié, est couché en position de Rose, la
« tête pendante hors du lit. On entr'ouvre la bou-
« che au moyen d'un abaisse-langue, puis on
« introduit le tube-spatule de Killian figuré ci-
« dessus. L'opérateur, muni de la lampe de Kirs-
« tein placée devant l'œil droit, peut suivre con-
« tinuellement le tube pendant son introduction.
« Le tube est dirigé d'abord le long de la paroi

(1) GAREL. Papillomes du larynx chez les enfants en bas-âge (Mémoire
original, in A. M. O., vol. XXXII, janv. 1906, p. 1).

« postérieure du pharynx, puis, l'opérateur le
« redresse en le poussant plus bas pour aller à
« la recherche du bord épiglottique. Dès qu'il
« aperçoit ce dernier, il le relève avec le bec de
« la spatule qu'il fait descendre un peu dans l'in-
« fundibulum laryngé. Il voit alors apparaître la
« glotte et peut en reconnaître tous les détails.
« De la main droite, il saisit une petite pince
« montée sur un tube mince et actionnée au
« moyen d'un manche à trois anneaux ; il l'intro-
« duit dans le tube et va extraire les bourgeons
« papillomateux.

« Lorsqu'il s'agit de tumeurs très étendues, on
« ne peut faire l'ablation totale en une seule
« séance.

« Il est d'une bonne pratique de faire, au préa-
« lable, un badigeonnage avec une solution de
« cocaïne-adrénaline pour assurer l'hémostase,
« car les papillomes laryngés sont des tumeurs
« très vascularisées et saignant au moindre
« contact. »

Dans les deux opérations citées par Garel, il
fallut au premier malade quatre séances pour
amener la guérison complète, et le traitement du
second dut être interrompu après plusieurs interventions et remis à plus tard à cause d'une maladie intercurrente. Mais le danger d'asphyxie
était écarté et le but principal atteint, puisque la
trachéotomie était évitée (Obs. XIV et XV).

Nous signalerons, en passant, une tentative du
Docteur Escat pour utiliser le tube lui-même
comme instrument opératoire. Il propose un

tube percé, à environ 15 millimètres de son
extrémité inférieure, de deux ouvertures héli-
coïdales dont l'un des bords est tranchant *(fig. 4)*.

Le tube étant introduit et les fenêtres placées
au niveau du siége des tumeurs, celles-ci s'enga-
gent dans les ouvertures. Si le tube tourne sur
son axe de droite à gauche, le rebord tranchant
progresse en reculant et ne peut couper ; il coupe,
au contraire, si la rotation se fait en sens inverse.
Les débris de végétations tombent alors dans le
fond du tube, lequel est fermé, de forme cylindro-
conique et forme ainsi un panier percé de plusieurs petits trous, afin de ne pas interrompre la
respiration. Le travail de ce tube est comparable
à celui d'un alésoir.

La méthode de Killian, encore toute récente, a
fait naître beaucoup d'espoir parmi les laryngologistes. Les cas publiés de malades ainsi traités
sont encore trop peu nombreux pour asseoir sur
la valeur de la méthode une opinion solidement
confirmée.

Cependant, il semble, d'après les observations
de Garel (1906), que les résultats en ont été très
encourageants dans des cas qui semblaient, *à
priori,* relever exclusivement des méthodes extra-
laryngées.

B. — Voie externe ou exo-laryngée.

Les interventions par voie exo-laryngée peuvent se résumer à deux principales :

1° Trachéotomie;

2° Thyrotomie ou laryngofissure.

a) Trachéotomie

Nous ne nous étendrons pas sur la technique vraiment trop classique de la trachéotomie.

Procédé à employer. — C'est la trachéotomie lente, à ciel ouvert, sous le chloroforme, aussi basse que possible, après hémostase prélaryngienne absolue (Trach. infant. de Ruault).

En cas d'accès subit et d'extrême urgence, on pourra faire la trachéotomie rapide en deux temps sur les deux premiers anneaux (Procédé de Bourdillat).

Il ne faut pas oublier que la trachéotomie a pour but de laisser reposer le larynx.

Comme il arrive toujours chez un enfant, les difficultés proviennent, en grande partie, de son indocilité. L'emploi de la cocaïne en injection sous cutanée ou de la stovaïne ne présente pas de dangers et procure une analgésie assez durable pour mener à bien cette opération rapide. Mais la frayeur ou le mauvais vouloir ne sont pas supprimés, comme ils le seraient, si l'on usait de chloroforme ou d'éther, ou même de bromure d'éthyle. Nous pensons, néanmoins, que cet inconvénient ne justifie en aucune façon l'emploi de ces anesthésiques, surtout en présence de troubles respiratoires intenses.

Cependant, beaucoup de laryngologistes, parmi

lesquels nous citerons Moure (de Bordeaux), con-
seillent la combinaison de l'analgésie cocaïnique
et de la chloroformisation pour éviter à l'enfant
le sentiment de l'opération qu'il va subir.

On ne voit pas, *à priori*, l'utilité de cette combinaison, le chloroforme devant suffire, évidemment, dans le cas où on a recours à lui. Mais,
comme le fait remarquer Moure, on a souvent
constaté que le chloroformisateur, en voyant l'enfant parfaitement tranquille, l'a laissé s'éveiller
sans que celui-ci poussât une plainte, et qu'ainsi
l'opération put être continuée et la narcose suspendue pendant une partie importante de l'intervention. La cocaïne vient ainsi adjoindre les effets
de l'anesthésie locale et la suppression des réflexes à l'anesthésie générale.

Les inconvénients résultant des applications
locales de cocaïne ne sont pas très sérieux, et,
néanmoins, Béco a observé, à maintes reprises,
écrit-il, de l'arrêt respiratoire, peu d'instants
après la cocaïnisation, ce qui le forçait à faire
quelques mouvements de respiration artificielle
d'ailleurs promptement efficaces.

Plus un enfant est jeune, plus l'opération est
difficile à cause de l'étroitesse, de la brièveté, de
la flaccidité de la trachée et en raison aussi de
l'embonpoint.

Les partisans de cette méthode appuient leurs
préférences sur les raisons suivantes :

1° Elle pare sur-le-champ aux dangers de l'asphyxie.

2° Elle permet d'atteindre par voie externe

les végétations sous-glottiques et trachéales
(Navratil) (1).

3° Elle est bénigne.

4° Elle est souvent suivie de la disparition
spontanée des papillomes.

Nous allons examiner ce qu'il faut penser de
ces allégations.

En ce qui concerne la première, tout le monde
est d'accord ; à un cas d'urgence, doit s'opposer
une intervention simple, énergique et immédiate
dans ses effets. Bien que le tubage, procédé non
sanglant, puisse donner les mêmes résultats et
soit plus facilement accepté par la famille du
malade, il peut présenter, suivant le cas, des
difficultés considérables d'exécution, ainsi que
nous l'avons déjà vu.

On objecte, à la seconde, que les papillomes de
la région sous-glottique ne sont qu'une extension
du foyer primitif situé à la partie supérieure de la
glotte ; qu'ils coexistent donc dans les deux
régions et que l'opération est incomplète si, extir-
pant les uns, elle ne peut atteindre les autres.

Quant aux deux dernières, écoutons ce qu'en
pense Boulay (2) : « Si, écrit-il, cette intervention
« a une indication précise pour parer à un acci-
« dent dyspnéique, on doit être réservé à l'en-
« droit de cette méthode en matière de papillo-
« mes. Sa bénignité relative est discutable, parce
« que :

(1) Von NAVRATIL. Zur therapie der multiple larynx papillome (Berlin
Klin. Wochens, n° 10, 1896).
(2) BOULAY. In R. L., 1900, t. I, p. 716.

a) La plaie exige des soins constants.

b) Qu'après avoir été ouverte pendant de longs mois, elle n'a quelquefois plus de tendance à se fermer, d'où nouvelle opération.

c) Que par le port prolongé de la canule, l'émission de la voix est compromise ou gênée.

d) Que l'enfant porteur d'une canule est un objet de curiosité et parfois de répulsion et que, de plus, il doit être l'objet de soins prophylactiques spéciaux au point de vue des inflammations broncho-pulmonaires. »

Les inconvénients signalés par Boulay (1) et confirmés par les observations de Ingals et de Swain, et l'avis de Casselberry (2) ne sont pas du reste les seuls. Aaser (3) (d'Ullevaala, Norwège), dans une communication sur les obstacles à l'enlèvement de la canule, signale :

a) La crainte du malade qui redoute, après un usage prolongé, de ne plus pouvoir se passer de la canule.

b) La lenteur de la rétrocession du processus inflammatoire.

c) La sténose cicatricielle.

d) Les fausses routes possibles, et il signale, à ce propos, un cas où la muqueuse décollée fit

(1) BOULAY. Considérations sur le traitement des papillomes du larynx chez l'enfant (Arch. de méd. des enfants, n° 5, mai 1900).

(2) CASSELBERRY, SWAIN, INGALS. Compte rendu de la 27° réunion annuelle de l'Assoc. amér. de laryngol. Atlantic City (in A. I , 1906, p 578).

(3) AASER (A.). Obstacles à l'enlèvement de la canule chez les trachéotomisés (Nordiskt med. Archiv., p 15, 11 juillet 1905, et in A J., 1906, p. 993).

saillie à l'intérieur de la trachée et fut cause de l'asphyxie du malade.

Ces critiques, si on excepte les cas de force majeure, comme l'asphyxie imminente, semblent fondées et, néanmoins, H. Mackenzie (1) présente la trachéotomie sous le jour le plus favorable. A son avis, le traitement endo-laryngé ainsi que la thyrotomie sont inefficaces contre les papillomes, parce que, chez les enfants, ils sont presque constamment suivis de repullulation. Quant au tubage, il ne saurait convenir que pour les cas aigus, et il cite plusieurs observations pour prouver que, non seulement la trachéotomie soulage la respiration, mais que le maintien de la canule est suivi de la disparition graduelle, spontanée et permanente des papillomes, de sorte qu'on peut laisser de côté le tube après une période qui varie entre six et douze mois.

Si certains cas se sont produits à l'appui de l'opinion exprimée par H. Mackenzie, il en est d'autres, malheureusement trop nombreux, dans lesquels cette disparition « lente et graduelle » n'a pas été constatée, qui ont nécessité le port de la canule pendant des années et n'ont pas évité la récidive.

Trachéotomie temporaire (2) (SÉBILEAU). — Toutes les critiques soulevées par le port prolongé de la canule tombent devant la méthode de Sébileau, qui recherche seulement dans la tra-

(1) MACKENZIE. British medical Journal, n° 1863, 12 sept. 18.6.

(2) C'est bien là une véritable trachéotomie ou trachéofissure, la trachéotomie classique étant plutôt une trachéostomie.

chéotomie une voie d'accès pour l'extirpation des papillomes.

La technique de Sébileau (1) peut être ainsi décrite :

Le malade étant mis dans la position de Trendelenburg, on fait saillir la trachée entre le pouce et l'index, et, après incision longitudinale assez longue de ses parois, on la maintient soulevée à l'aide de fils suspenseurs qui en écartent les deux lèvres. Après arrachement, excision, curettage ou tout autre procédé d'avulsion des végétations, la suture totale et immédiate de la plaie est pratiquée.

D'après l'auteur, la trachéotomie large, pratiquée sur le plan incliné de Trendelenburg avec « extériorisation » et « béance » de la trachée :

a) Permet d'explorer facilement le champ trachéal et d'y faire à l'aise toutes les manœuvres opératoires nécessitées par les tumeurs, sans qu'il soit besoin d'utiliser les canules-tampons pour éviter la pénétration du sang dans les voies aériennes, ni les canules ordinaires pour assurer la libre respiration ;

b) Donne la même facilité pour les opérations à pratiquer dans la région sous-glottique et, dans l'espèce, semble pouvoir être avantageusement substituée à la thyrotomie, précédée de la trachéotomie préalable et de canulation temporaire,

_____

(1) SÉBILEAU. La trachéotomie appliquée au traitement des papillomes crico-trachéaux (in A. M. O., avril 1902).

ce qui est actuellement la méthode ordinairement employée ;

c) Semble pouvoir s'appliquer, sans autres modifications de technique, à un certain nombre d'opérations portant sur le méso-larynx.

La suture de la trachée, complément nécessaire de cette opération « simple et propre », évite la canule et le tampon à demeure, qui ne peuvent que favoriser l'infection, retarder la réunion et engendrer la cicatrisation vicieuse des téguments et de la trachée.

On ne peut contester à Sébileau l'utilité de la voie externe, quand, même en dehors des cas d'asphyxie, on se trouve en présence de papillomes poussés dans la trachée et impossibles à atteindre par voie externe ; mais ce qu'il est plus difficile d'admettre, c'est la suture immédiate, qui, vu la fréquence des récidives, peut entraîner, par la suite, des trachéotomies répétées.

En résumé, dans l'état actuel de la question, la plupart des auteurs admettent la trachéotomie comme un mal nécessaire dans des cas déterminés et n'acceptent d'y recourir d'emblée que s'ils y sont contraints par l'impossibilité d'application des méthodes précédentes.

b) THYROTOMIE

Actuellement, par *thyrotomie* ou *laryngofissure*, il faut entendre la laryngotomie partielle représentée par la section médiane du cartilage thyroïde et des membranes hyo-thyroïdienne et crico-thyroïdienne.

Sa technique opératoire, aujourd'hui bien connue, n'a pas à être décrite ici, aussi n'insisterons-nous pas sur sa description pour laquelle nous renvoyons au *Traité des Maladies du Larynx*, de Moure; à la *Chirurgie oto-rhino-laryngologique*, de G. Laurens, et au *Traité des Tumeurs malignes du Larynx*, de J. Molinié. Nous nous bornerons à examiner les diverses opinions émises sur son opportunité et son efficacité.

Jusqu'à ces derniers temps (1900), nous dit Laurens (1), c'était une opération rare et peu populaire pour les deux raisons suivantes :

1° On ne la faisait guère que pour corps étrangers, sans chercher à l'éviter par une méthode utilisant la voie endo-laryngée ;

2° Le laryngologiste timoré la faisait faire par le chirurgien. Actuellement, elle est entrée dans le domaine de la laryngologie, parce que :

1° Elle est bénigne ;

2° Elle a été rendue facile par l'amélioration de sa technique ;

3° Elle donne de bons résultats dans un grand nombre de cas, ses indications ayant été mieux précisées.

D'après l'auteur, d'accord en cela avec la majorité des opérateurs tels que Toti, Glück, Massei, on ne doit l'appliquer au traitement des papillo-

---

(1) LAURENS. Sur les indications de la thyrotomie (Chirurgie oto-rhino-laryngologique. Paris, 1916, Steinheil, édit., p. 830).

mes diffus chez les enfants qu'après échec de la
trachéotomie qui, pour la voie externe, reste le
traitement de choix, et seulement quand, au bout
de cinq ou six mois, on ne voit pas survenir d'amélioration, quand les papillomes repullulent, rem-
plissent et débordent le vestibule laryngien.

Massel (1) est formel : « La thyrotomie immédiate dans les papillomes du larynx est, écrit-il,
un remède hors de proportion avec le mal. »

Dans une communication au XIII° Congrès international de médecine de Paris, Goris (2)
s'exprime ainsi à propos du traitement des tumeurs bénignes laryngées : « C'est dans ce genre
de tumeurs que la thyrotomie donne les résultats
les plus brillants ; elle permet d'enlever les végétations qui, à cause de leur volume ou de leur mode
d'implantation, ne relèvent pas de l'opération par
les voies naturelles. Tels sont les papillomes diffus qu'il est impossible d'enlever complètement
par les pinces laryngiennes, les tumeurs du ven-
tricule du larynx et en général les tumeurs laryngiennes chez les petits enfants. Le résultat est en
général bon en ce qui concerne l'intégrité de la
voix. Dans mes observations, le résultat a été
irréprochable. »

Les inconvénients déjà signalés de la trachéotomie devaient fatalement amener quelques
chirurgiens à se montrer partisans de la thyro-

---

(1) Massel (de Naples). Su d'un papilloma laringeo recidivante (Archivie Italiane di laringologia, avril 1896).

(2) Goris. Thyrotomie pour papillome chez un enfant de quatre ans (Annales de la Société belge de Chirurgie, juillet 1900).

tomie d'emblée. A vrai dire, ils sont peu nombreux. Nos recherches bibliographiques n'ont
abouti à n'en trouver que trois : Bérard (1), Goris (2) et Béco (3). Tous, d'ailleurs, sont d'avis de
s'adresser d'abord à la voie endo-laryngée. Ce
n'est qu'après échec de cette méthode, qu'ils con-
seillent de franchir l'étape de la trachéotomie, ou,
du moins, de ne l'utiliser que pour aider la thyrotomie d'emblée.

Bérard, en rapportant le cas d'un enfant de
neuf ans, présentant des accès de suffocations
nocturnes dus à la présence de papillomes laryngés, insiste sur ce fait que la thyrotomie sans trachéotomie préalable a été suffisante, et, tout en
donnant avec Rosemberg la préférence aux méthodes non sanglantes et notamment à la méthode directe de Killian, il pencherait plutôt
pour la laryngofissure d'emblée que pour la trachéotomie.

Béco est beaucoup plus affirmatif : « La tra-
« chéotomie, dit-il, qui sert de palliatif, est insuf-
« fisante. C'est à la laryngofissure qu'il faut avoir
« recours. On sera obligé souvent d'intervenir
« plusieurs fois. »

Pour donner une idée du total que peuvent
atteindre ces interventions répétées qui effraient

(1) Bérard. Thyrotomie et papillomes diffus du larynx chez l'enfant
(Société des Sciences médicales, 17 janvier 1905, in Lyon médical, 2 février 1906, et A. I., 1905, p. 380).

(2) Goris. Loc. cit.

(3) Béco. Papillome diffus du larynx et de la trachée chez un garçon
de quatre ans et demi (Annales de la Société Méd. de Liège, 1er février 1906 ;
— Société belge d'otol., de laryngol. et de rhinol., juin 1911 ; — Mémoire
original in R. L., 1901, t. II, p. 427).

si peu M. Béco, nous citerons, avec G. Hunter
Mackenzie, le cas d'un garçon de quatre ans sur
lequel Clubbe avait pratiqué la thyrotomie *dix-
sept fois en trois ans (!)* pour ne constater un
commencement de disparition des papillomes
qu'après la dernière intervention. Le même
auteur rapporte le cas d'un autre garçon de quatre ans chez lequel on avait pratiqué la thyrotomie *deux fois en sept mois*, et le petit malade en
était, au moment de la publication de son cas, *à
sa troisième thyrotomie*.

D'ailleurs, les thyrotomies répétées deux et
trois fois ne sont nullement des faits exception-
nels; Sébileau, Jacques (1) (de Nancy), Rosemberg et bien d'autres auteurs en ont cité des cas.

Pollask (2) et Navratil (3) croient nécessaire la
thyrotomie quand les récidives sont fréquentes,
parce qu'il serait indiqué alors d'enlever les
papillomes avec la muqueuse sous-jacente et
que cette opération permettrait de le faire
aisément.

Les observations que nous avons colligées ne
permettent pas de vérifier l'exactitude de cette
allégation, car il n'est noté dans aucune que cette
excision de la muqueuse ait été pratiquée.

Un des reproches les plus sérieux adressés à la
laryngofissure, c'est le danger qu'elle fait courir
à la voix qui peut être irrémédiablement compro-

(1) JACQUES. Thyrotomie pour papillomes laryngiens (Soc. méd. de Nancy,
23 janvier 1903, in Revue médicale de l'Est, 1er avril 1903, p. 215).

(2) POLLASK. Sur le traitement endo-laryngien des papillomes (Société
hongroise d'oto-laryngologie, 29 oct. 1903, in A. M. O., 1904, p. 686).

(3) Von NAVRATIL. Loc. cit.

mise par une soudure asymétrique de la commissure antérieure des cordes vocales (Garel) (1).

En somme, les praticiens qui se sont adressés
à cette méthode, l'ont fait avec l'espoir d'obtenir
une guérison définitive. Aujourd'hui, la grande
majorité des observations recueillies leur a donné
la preuve que la laryngofissure n'évite pas la
récidive et ainsi disparaît la raison même de leurs
préférences. D'autre part, ses dangers, sans être
excessifs, sont très sérieux.

STATISTIQUES COMPARÉES

Rosemberg (2) établit ainsi, d'après quatre-
vingt-huit cas qu'il a recueillis, le parallèle entre
la thyrotomie et le traitement endo-laryngé.

THYROTOMIE

MALADES AGÉS DE :	RÉCIDIVES	DÉCÈS
< 4 ans.	Plus de 12 % des guéris.	plus de 50 %.
4 à 8 ans.	sensiblement égales.	id.
> 8 ans.	id.	id.

TRAITEMENT ENDO-LARYNGÉ

MALADES AGÉS DE :	GUÉRISONS	DÉCÈS
< 4 ans.	50 %.	22 %.
4 à 8 ans.	70 %.	1 %
> 8 ans.	plus de 50 %.	0

(1) GAREL (de Lyon). Papillomes du larynx chez les enfants en bas âge
(A M. O., vol. XXXII, janvier 1906).
(2) A. ROSEMBERG. Le traitement des papillomes diffus chez les enfants
(In A. M. O., 1897, t. I, p. 891).

A propos de la laryngofissure pour traitement des papillomes, Castex s'exprime ainsi : « Cette « opération est un peu grave en l'espèce; Becker « a trouvé sept morts opératoires sur un ensemble « de cent vingt laryngofissures pour tumeurs « bénignes. La mortalité générale des tailles « laryngées (adultes compris) est de 4,69 p. 100 « d'après Leseigneur (1). »

OBSERVATION VIII (Kœlheutter).

Traitement médical général.

Monatsch. für Ohrenheilkunde, n° 11, 1905.

Un homme de trente et un ans était porteur de papillomes du larynx. Malgré toutes les interventions, les papillomes récidivent. Après une dernière opération, on ordonne au malade la liqueur de Fowler. Un mois après, le malade était complètement guéri, et il n'y a pas eu de récidive depuis.

Chez une petite fille de cinq ans, on opère des papillomes sous chloroforme. Les tumeurs récidivent. Les examens nécessaires sont très difficiles. Malgré l'emploi de l'arsenic, la pousse des papillomes est continue. Killian essaie une dernière intervention sans plus de succès. On essaie maintenant l'iodure de potassium, l'enfant prend trois fois par jour deux gouttes d'une solution à 10 p. 100.

Depuis ce temps-là, régression manifeste de toutes les tumeurs. L'enfant refuse l'iodure de potassium;

---

(1) Leseigneur. La laryngotomie (Thèse de Paris, 1897).

on le remplace par l'iodipine; l'enfant guérit complètement et obtient une excellente note pour le chant !

Dundas Grant et Hunten ont chacun guéri un cas
de papillomatose du larynx par l'emploi de l'arsenic.
Parmi les dermatologistes, nombreux sont les auteurs
qui ont obtenu de bons résultats par l'emploi de
l'arsenic dans le traitement des verrues.

OBSERVATION IX (Wyat Wingrave).

Traitement médical et chirurgical.

In R. L., 1900, t. 1, p. 1-9.

Fillette de huit ans, amenée en juin 1898. Raucité.
Aphonie intermittente. Début progressif remontant à
deux ans. L'examen laryngoscopique fait constater de
nombreux papillomes à la commissure antérieure et au
tiers inférieur de la corde vocale gauche. Depuis, l'auteur a enlevé, à plusieurs reprises, douze fragments, et
après chaque ablation, le larynx paraissait débarrassé
de tumeurs. Les papillomes furent également traités
à la formaline à 1 p. 100 et à l'acide salycilique; ce
dernier donnait les meilleurs résultats, mais pas
supérieurs à l'intervention chirurgicale.

Dans l'ablation, *la curette annelée s'est montrée plus
efficace que les pinces ou l'anse.*

OBSERVATION X (Barajas).

Extirpation endo-laryngienne.

Revista de Medicina y Chirurgia practica, 22 décembre 1891.

Enfant de neuf ans, chétive, atteinte depuis deux
ans d'un enrouement progressif qui, peu à peu,

aboutit à l'aphonie; à cela, se joignent des accidents dyspnéiques qui imposent l'intervention. Après cocaïnisation préalable, Barajas put voir le larynx presque totalement rempli par une tumeur rose pâle, d'aspect papillomateux, multilobée, s'insérant sur la corde vocale droite : la sténose glottique était encore augmentée par une tuméfaction inflammatoire de la muqueuse inter-aryténoïdienne. Grâce à l'anesthésie locale et avec des pinces construites spécialement pour le malade, Barajas put, dans une première séance, extraire par les voies naturelles une grosse partie de la tumeur, ce qui soulagea immédiatement la dyspnée : il fallut, dans l'espace d'un mois, deux autres interventions pour amener la guérison.

OBSERVATION XI (Boylan de Cincinnati).

Extirpation par voie endo-laryngée.

International medical Magazine, II, 67, 1893.

Enfant de dix ans, atteint depuis des années de raucité de la voix et de difficulté respiratoire survenant par accès ; l'examen laryngoscopique permit de voir que presque toute la glotte, sauf un petit espace postérieur, se trouvait envahie par une tumeur irrégulière, bosselée, dure, papillaire. Elle fut enlevée à l'aide du forceps en deux séances, non sans une préparation préalable de l'enfant par des introductions répétées d'instruments. Il s'agissait de fibro-papillomes dont un fragment, non extirpé, disparut spontanément; la guérison fut complète avec rétablissement de la voix.

OBSERVATION XII (Frankenberger).

Traitement médical. Curettage endo-laryngé. Trachéotomie.

Die B:handlung der K:hlkopfpapillo.ns bei Kindern; Archiv. f. Lar. u. Rhin., V, p. 4e.

V. D..., âgé de quatre ans, s'enroua subitement dans l'été de 1895. Au printemps 1896, il eut la rougeole après laquelle la respiration et la voix empirèrent. Soigné à l'hôpital général, on pratiqua l'ablation des amygdales hypertrophiées, mais le traitement laryngien demeurait inefficace.

Il vint me trouver, le 6 août 1896. L'enfant était bien développé. Les essais laryngoscopiques demeurèrent vains. Enfin, après cocaïnisation, je pus jeter un coup d'œil sur le larynx et confirmer le diagnostic de papillomes multiples, car je vis des tumeurs noduleuses remplissant la cavité buccale.

La dyspepsie augmentant, il entra, le 14 décembre 1896, à la Clinique du Professeur Neureutter.

Pendant vingt et un jours, le malade prit de l'iodure de potassium (1 gr. 50 par jour).

Le 7 février, l'enfant fut autoscopié sans succès sous anesthésie, puis trachéotomisé, puis, on eut recours à la laryngofissure. Le larynx était empli de papillomes diffus qui furent enlevés avec les ciseaux de Cooper et une curette tranchante. Les tumeurs surgissaient du bord et de la face inférieure des cordes vocales, les autres parties du larynx étant libres. Ces tumeurs étaient légèrement rougeâtres et de la grosseur d'un pois. Elles furent extirpées en partie aux ciseaux de Cooper, en partie avec la curette tranchante.

Après l'hémostase, le larynx fut tamponné avec de la gaze iodoformée; le cartilage et les ligaments ne furent pas suturés, mais, de même que la plaie cutanée, simplement rapprochés et recouverts d'un pansement iodoformé. Les tumeurs extirpées m'ont été remises pour l'examen microscopique qui démontra qu'il s'agissait bien de papillomes typiques.

Suites : La température s'éleva un peu, mais ensuite demeura normale.

Le 27 mars, le cartilage fut bouché, et suivant le conseil d'Heryng(1) (de Varsovie), badigeonné avec une solution de phénol sulfo-riciné à 30 p. 100.

D'abord, le malade ne pouvait se passer de canule.

Le 7 avril, la laryngoscopie permit de constater des cordes vocales lisses, gris rosé, peu tuméfiées et se mouvant bien.

Le 9 avril, la canule étant fermée par un bouchon, la respiration demeura normale. Au bout de sept heures, la canule fut rouverte pour éviter une crise possible de dyspnée.

Le 10 avril, la canule fut définitivement enlevée; l'ouverture se ferma et se cicatrisa en quelques jours. La respiration est libre, et ce n'est que lorsqu'il s'irrite, qu'elle devient un peu striduleuse. Le malade ne parlait que pendant l'inspiration. Après quelques exercices, il apprit à parler pendant l'expiration; la voix était d'abord enrouée, mais, le 12 avril, elle s'améliora et acquit une sonorité à peu près normale. La respiration, par la suite, demeura libre, mais un peu sifflante.

Le 9 mai, l'enfant quitte la Clinique.

(1) HERYNG. Therapeutische Monatschefte, mars 1897.

OBSERVATION XIII (P.-M. Hickey).

Papillomes sous-glottiques. Tubage.

Multiple papillomas of the larynx, Medical age, 25 mars 1898.

Il s'agissait d'un garçon, âgé de douze ans, atteint de sténose du larynx. A l'examen laryngoscopique, on trouva cet organe rempli de végétations dont l'examen histologique révéla la structure papillomateuse. Pendant la phonation, la glotte restait presque complètement fermée. On enleva, au moyen de la pince, une partie de ces végétations. Mais alors, on s'aperçut qu'il en existait une, plus grosse que les autres, insérée sur le bord de la corde vocale gauche, qui se cachait entre les deux cordes et recouvrait la glotte pendant la respiration. Cette masse fut enlevée au moyen de l'anse froide. Restaient alors les papillomes insérés sur la partie inférieure des cordes vocales et dans l'espace sous-glottique. Ceux-ci étant moins accessibles à l'action des instruments, on institua le tubage qui, continué tous les jours pendant un mois, amena la guérison.

OBSERVATION XIV (Garel).

Papillomes du larynx, traités par la méthode de Killian.

Un enfant de trois ans, examiné le 3 juillet 1905 au moyen de l'abaisse-langue de Kirstein, présente des papillomes remplissant toute la cavité laryngée; il n'est pas cyanosé, mais présente du cornage et du tirage sus et sous-sternal. La sténose respiratoire a causé une déformation saillante du carène du thorax.

Le 21 juillet, première intervention sous anesthésie au chlorure d'éthyle d'abord, à l'éther ensuite. L'opération est suspendue à cause de vomissements abondants dus à quelques aliments pris peu de temps avant l'anesthésie.

Le 24 juillet, nouvelle intervention. Anesthésie laborieuse ; l'enfant respire mal. Le tube-spatule de Killian est introduit et l'entrée du larynx badigeonnée à la cocaïne-adrénaline. Le bourgeon épiglottique, puis, successivement, plusieurs parcelles de tumeurs intra-laryngées sont enlevés à la pince. L'enfant se cyanosant, l'opération est interrompue.

Le soir, pas d'élévation de température ; la respiration est plus calme ; le tirage a diminué.

Le 26 juillet, deuxième intervention. L'anesthésie est régulière et facile. Une grande quantité de bourgeons est enlevée. Le soir, cornage et tirage ont disparu. La voix commence à s'entendre à distance, mais elle est encore rauque.

Le 28 juillet, troisième opération. La quantité de bourgeons extraite est moindre. La voix devient claire à la suite de cette séance.

Le 4 août, dernière intervention. Les derniers bourgeons sont enlevés ; la voix est redevenue claire et nette.

L'enfant quitte l'hôpital le 9 août, en parfait état.

OBSERVATION XV (Garel).

**Papillomes du larynx chez un enfant de cinq ans, traités
par la méthode de Killian.**

Le 12 septembre 1905, un enfant âgé de cinq ans
est amené avec le diagnostic de polype du larynx. Il
est aphone et présente du tirage sus-sternal et épigastrique à un haut degré. L'état général est mauvais, mais le petit malade est docile et se prête volon-
tiers à tous les examens. L'examen au miroir peut être
pratiqué et révèle une série de masses papillomateuses produisant une forte sténose. Les tumeurs
implantées sur les deux cordes débordent largement
vers l'espace glottique. Il existe surtout un bourgeon
important du côté droit. La mère raconte que la maladie actuelle remonte à un an et demi environ.
L'affection commença par de la raucité. Au bout de
six mois, la respiration devint bruyante et saccadée,
puis la voix s'éteignit entièrement il y a deux mois.
On note dans les antécédents une attaque rhumatismale survenue il y a un an. Le thorax est déformé
en carène, et, dans l'inspiration, il se produit une
grande dépression du creux épigastrique. Depuis
quelques jours. l'enfant a eu plusieurs accès de suffocation pendant la nuit. Il n'a jamais expulsé spontanément de fragments de papillomes.

Vu l'urgence dès le 13 septembre, l'intervention
est décidée et l'anesthésie faite au chlorure d'éthyle
et à l'éther successivement. L'enfant se cyanose dès
les premières bouffées, mais il est passé outre, tout
ayant été préparé pour faire la trachéotomie le cas
échéant.

6

Le patient est mis dans la position de Rose ; le tube de Killian est introduit ; le larynx chargé sur le bec du tube et quelques parcelles sont enlevées, mais en petit nombre. Pas de badigeonnages à la cocaïne-adrénaline à cause de l'état grave du sujet. Pas d'hémorrhagie. Température normale et nuit calme. Mais la nuit suivante, crise de suffocation très intense. M. Moreau, interne, sauve la vie de l'enfant par un tubage. La crise se calme de suite. Le tube est rejeté à deux heures de l'après-midi pendant une crise de toux. La suffocation a disparu.

Le 18 septembre, deuxième intervention encore mouvementée, moins cependant que la précédente. Cueillette abondante de bourgeons. Les jours suivants, respiration améliorée ; la voix ne revient pas. Par contre, on voit apparaître des douleurs rhumatismales aux poignets et au niveau des malléoles, réédition, en quelque sorte, du rhumatisme de l'année précédente. Accès fébriles le soir, mais de courte durée et à 38 degrés seulement.

Le 22 septembre, troisième intervention. Anesthésie très régulière. Le tube est maintenu en place quatre minutes environ, permettant d'extraire une grande quantité de bourgeons. La respiration s'améliore et le tirage a à peu près disparu, mais la voix ne revient pas encore.

Le 29, une opération sous anesthésie est tentée en vain avec le miroir.

Le 29, nouvelle anesthésie ; mais on n'ose intervenir, le malade paraissant trop affaibli par sa fièvre rhumatismale. L'enfant quitte l'hôpital le 3 octobre, tout danger de suffocation étant pour longtemps écarté.

Le 28 octobre, la mère écrit que le rhumatisme ne

cède pas, mais que la respiration n'est nullement gênée et que rien ne presse d'intervenir à nouveau.

Tout porte à croire qu'une fois rétabli, l'extraction pourra être reprise et l'enfant complètement débarrassé de ses papillomes et définitivement guéri.

OBSERVATION XVI (Freudweiler)

Papillomes sous-glottiques. — Trachéotomie.

Wien. Klin. Woch., 1897, p. 755.

Une fillette de quatre ans présente d'abord de l'enrouement léger, qui va s'accentuant lentement jusqu'à l'extinction complète de la voix au bout de six mois ; une certaine difficulté de la respiration survient à ce moment et va également en augmentant un peu, mais les accès restent nocturnes.

Vers cette époque, aussi, la mère découvre sur le palais du bébé deux nodules rouges, qui atteignent bientôt le volume d'un pois. L'auteur vit l'enfant à l'âge de cinq ans — les tumeurs pédiculées du palais étaient sans aucun doute des papillomes, — ils furent enlevés simplement avec le doigt. La laryngoscopie, difficilement exécutable, montra l'existence de papillomes obstruant la glotte ; lorsque, peu de temps après, les troubles respiratoires obligèrent à intervenir, on fit une trachéotomie ; il fut facile de constater que le papillome était unique, attaché au-dessous de la glotte, bien pédiculé et son ablation ne fit pas de difficulté.

OBSERVATION XVII (Hunter Mackenzie).

**Papillomes du larynx chez un enfant de deux ans et demi.
Guérison après trachéotomie.**

The lancet, 13 février 1897.

Il s'agit d'un enfant de deux ans et demi qui avait la voix rauque depuis sa naissance et qui manifesta, il y a quelque temps, des troubles respiratoires. Ces derniers s'aggravent surtout lorsque l'enfant s'enrhume. ce qui lui arrive maintenant fréquemment. Il présente maintenant de la dyspnée respiratoire et une voix complètement éteinte. L'introduction du miroir laryngoscopique provoque du spasme de la glotte. L'examen sous le chloroforme ne réussit pas davantage. Comme son état va en s'aggravant, on pratique la trachéotomie qui est bientôt suivie d'un grand soulagement. La canule resta en place pendant sept mois. Durant cette période, l'enfant expectorait souvent par la plaie trachéale, surtout au moment où l'on enlevait la canule, de petites portions de tumeurs dont l'examen microscopique révéla la nature papillomateuse. Au bout de sept mois, et deux mois après l'expectoration de la dernière petite tumeur, la canule fut enlevée et l'enfant recouvra peu à peu la voix et la respiration normales.

OBSERVATION XVIII (Railton)

Papillomes multiples du larynx, guéris par la trachéotomie seule.

British. med. Journal, 19 février 1898.

Deux enfants de trois et quatre ans, atteints de papillomes multiples du larynx et présentant des troubles respiratoires graves, subissent la trachéotomie. Chez un de ces enfants, la canule reste en place pendant quarante-cinq mois; chez l'autre, vingt-cinq mois. La guérison fut complète, malgré l'abstention totale de tout autre moyen de traitement. L'auteur suppose que l'atrophie spontanée des papillomes est due à ce que la trachéotomie fit disparaître les principales causes d'irritation, telles que la respiration et surtout la toux.

OBSERVATION XIX (Levrey).

Spasme de la glotte consécutif à la trachéotomie.

Journal de clinique et de thérapeutique infantile, 11 nov. 1896.

Observation d'une enfant de trois ans et demi, chez laquelle l'intolérance pour le tube avait nécessité la trachéotomie. A chaque tentative d'extraction de la canule, la petite malade était brusquement prise d'un accès de spasme du larynx qui obligeait à replacer l'instrument. L'enfant ne resta calme, tubée et sans canule, que lorsque M. Variot eut conseillé de tuber l'enfant avant de lui enlever sa canule. Depuis ce moment, à part quelques accès de suffocation légers et plus rares, nécessitant soit le tubage, soit l'introduction d'une toute petite canule (oo), la maladie suit son cours.

OBSERVATION XX (Van Auroy, de Rotterdam).

Laryngofissure.

Papilloma van den larynx, in R. l., 1896, t. II, p. 1116.

La malade, une petite fille de trois ans, avait eu, en novembre 1895, la rougeole et la coqueluche. Elle souffrait d'un enrouement progressif depuis quatre semaines ainsi que d'une forte dyspnée. Celle-ci était causée par des papillomes qui avaient surtout leur siège sur le ligament droit de la glotte dans le voisinage de la commissure antérieure.

Van Auroy mentionne le cas, parce que c'est l'autoscope de Kirstein qui l'a amené au diagnostic.

S'appuyant sur les affirmations favorables de Von Bruns (Berl. Klin. Wochens), il tenta l'autoscopie dans la narcose, et cela avec un succès remarquable. Van Auroy n'a pas tenté l'opération à l'aide de l'autoscope, à cause de la dyspnée et de son manque d'habitude.

La tumeur fut enlevée le 29 avril par la laryngofissure.

OBSERVATION XXI (Masseï)

Laryngofissure avec trachéotomie préventive.

Su d'un papilloma laringeo recidivante. Arch. ital. di laringol.,
avril 1906.

Il s'agit d'une fillette dont la voix commença, il y a
un an, à devenir rauque ; bientôt, la malade devint
complètement aphone et à l'aphonie vint se joindre
la dyspnée. Opérée pour la première fois par la voie
extra-laryngée (laryngofissure avec trachéotomie
préventive), elle devint de nouveau aphone peu de
temps après. A l'examen laryngoscopique, on constate au-dessous des cordes vocales et sur leurs bords
libres, surtout à gauche, des granulations de petit
volume. L'opération par la voie endo-laryngée a été
suivie de guérison complète.

Dans un autre cas, l'auteur ayant enlevé par la
voie endo-laryngée un gros papillome, il s'en est
suivi une périchondrite suppurative du cartilage
thyroïde après laquelle toute trace de tumeur a disparu.

OBSERVATION XXII (L. Harmer).

Accidents consécutifs à la laryngotomie.

Ueber die Behandlung der Kehlkopfpapillome in Kindeshalter mit be-
sonderer Berücksichtigung der Laryngotomie, in R. L. 1903, t. II,
p. 331.

Il s'agit d'un enfant de huit ans ayant subi un an
avant la laryngotomie pour papillomes. L'opération

a bien fait disparaître les troubles respiratoires, mais l'enfant n'a pas recouvré sa voix.

Depuis quelque temps, l'enfant respirait mal de nouveau. A l'examen, on constate au niveau du cou l'existence d'une cicatrice de deux centimètres de longueur sur un centimètre de largeur, s'étendant de l'incision thyroïdienne jusqu'au bord inférieur du cartilage cricoïde et présentant quelques prolongements latéraux. On sent sous cette cicatrice les bords des deux cartilages thyroïdes séparés l'un de l'autre et mobiles l'un contre l'autre. Les plis ary-épiglottiques et les cartilages arythénoïdes présentent un aspect irrégulier; le cartilage gauche est le siège d'une tumeur du volume d'un pois, plate, rugueuse; les deux bandes ventriculaires sont transformées en bourrelets rugueux, la bande gauche présente une proéminence pâle au niveau de son bord postérieur, et une autre analogue à la partie antérieure de sa surface. A droite, on voit, le long de la bande ventriculaire, un bourrelet très proéminent derrière lequel se trouve une dépression profonde. La surface antérieure de l'espace sous-glottique est très voûtée en avant, cicatricielle par places et présente dans la partie profonde un bourrelet qui s'étend de gauche à droite et de bas en haut. On n'aperçoit ni cordes vocales ni restes de cordes vocales. On pratique l'intubation, qui se montre inefficace, pour cette raison que les gros tubes ne peuvent passer, tandis que les petits s'échappent en bas, probablement faute de point d'appui (absence de cordes vocales). L'intubation à l'aide de tubes de Schrœtter montra que le larynx est perméable. Cependant, les troubles respiratoires s'aggravaient au point de nécessiter la trachéotomie, toutes les tentatives d'enlever les pro-

liférations sous-glottiques par la voie endo-laryngée
étant restées vaines, aussi bien à cause de la résis-
tance de la petite malade qu'à cause de la consistance trop dure du tissu cicatriciel. L'enfant quitta
l'hôpital avec la canule.

OBSERVATION XXIII (Neuman).

Extirpation. Récidive. Trachéotomie. Régression spontanée.

A. M. O., 1895. 2, 357.

« On me conduisit, durant l'hiver de 1892, un
« enfant âgé de six ans. Il était enroué depuis
« deux ans et totalement aphone depuis quelques
« mois. Les deux cordes vocales étaient recouvertes
« de papillomes, surtout sur la paroi antérieure sié-
« geaient des végétations en chou-fleur qui furent
« enlevées en l'espace de trois semaines en plusieurs
« séances au moyen de mon instrument ; le larynx
« était débarrassé, mais les cordes vocales irritées ne
« permettaient l'émission d'aucun son. Au bout de
« deux ou trois semaines, la respiration redevint
« difficile ; les mouvements extérieurs des cordes
« vocales se faisaient mal. Les cordes étaient enflam-
« mées ; on observa une ou deux légères récidives.
« Quand la sténose apparut, j'adressai l'enfant à
« l'hôpital Stéphanie, avec la prière de pratiquer le
« tubage s'il en était besoin. M. Baumgarten attribua
« aussi la sténose à l'inflammation des cordes vo-
« cales ; il vit la récidive, mais ni lui ni moi ne pûmes
« découvrir la relation de ces papillomes avec la sté-
« nose. L'intubation fit cesser la dyspnée ; la respi-

« ration demeura libre deux heures après le retrait
« du tube. Mais les progrès de la récidive font craindre
« que des parcelles de tumeurs n'aient pénétré dans
« la trachée après le tubage, car les papillomes recou-
« vraient, non seulement les cordes vocales, mais ils
« siégeaient encore sur le bord libre de l'épiglotte.
« A la fin de février, M. Von Kovacks fit la trachéo-
« tomie ; la dyspnée fut enrayée et les papillomes
« semblèrent disparaître. Quand j'examinai l'enfant,
« à l'automne, je vis avec étonnement que les végé-
« tations épiglottiques étaient entièrement résor-
« bées ; on ne voyait plus qu'un papillome sur la
« paroi antérieure, mais il disparut de lui-même et
« ne fut certainement pas rejeté. »

CONCLUSIONS

Il ressort des diverses opinions publiées par les
laryngologistes et des observations passées en
revue, qu'en ce qui concerne le traitement des
papillomes laryngés diffus chez l'enfant, les moyens
médicaux sont inefficaces ; qu'on ne peut comp-
ter sur la trachéotomie comme moyen cura-
tif ; que la thyrotomie présente des dangers,
compromet souvent la phonation et expose à
encourir plusieurs fois sans résultat les aléas de
l'opération.

Aussi la préférence doit-elle, en principe, être
donnée aux traitements par voies naturelles, et
c'est dans cette branche de la thérapeutique que
doivent être dirigées les recherches des praticiens.
Actuellement, la méthode de Killian permet d'espérer une solution de la question, mais elle n'a
pas encore été jugée par d'assez nombreuses applications.

L'âge du malade et la gravité des troubles res-

piratoires devront, pour le moment, guider le
praticien.

Il essaiera d'abord les méthodes endo-laryngées
et s'efforcera patiemment d'habituer le petit malade à l'examen laryngoscopique. En cas d'insuc-
cès, il aura recours au procédé de Killian.

En cas de suffocation et d'asphyxie imminente, il
pratiquera la trachéotomie et, une fois les troubles
respiratoires écartés, continuera à s'efforcer
d'appliquer les méthodes de la voie interne.

Enfin, il n'aura recours à la laryngofissure
qu'après échec de toutes les méthodes précédentes et si le port de la canule trachéale menace de
devoir être d'une trop longue durée.

INDEX BIBLIOGRAPHIQUE

Abréviations : **A. M. O.** — Annales des Maladies de l'Oreille, du Larynx et du Nez.

— **A. I.** — Archives Internationales de laryngologie, d'Otologie et de Rhinologie. — Paris, Maloine, éditeur, 23-27, rue de l'École-de-Médecine.

— **B. L.** — Bulletin de Laryngoscopie, publié par Castex.

— **R. H.** — Revue hebdomadaire de Laryngologie, publiée par Moure.

Aaser (A.) (Ullevaala, Norvège). — Obstacles à l'enlèvement de la canule chez les trachéotomisés (Nordiskt. Med. Arkiv., p. 15, 11 juillet 1906; A. I., 1906, p. 993).

Barajas. — Papillomes multiples du larynx (A.M.O., 1895, p. 291).

Barlatier. — Rétrécissements laryngés consécutifs au tubage et à la trachéotomie (Travail original; A. I., 1906, nov.-déc., p. 673).

Béco (L.) (Liège). — Papillome diffus du larynx et de
la trachée chez un garçon de quatre ans et demi.
(Ann. de la Soc. médico-chirurgicale de Liège,
février 1906; B. L., 1901, p. 429 et Soc. belge
d'otol., de laryng. et de rhinologie, juin 1901;
B. L., 1902, p. 147).

Bérard.— Thyrotomie et papillomes diffus du larynx
chez l'enfant (Soc. des Sciences médicales,
séance du 17 janvier 1906; in Lyon Médical,
11 fév. 1906; A. L., 1906, p. 320).

Bonain (A). — Traité de l'intubation chez l'enfant et
l'adulte.

Bond. — Papillome récurrent du larynx (A. M. O.,
1889, p. 613).

Boylan (Cincinnati). — Papillome du larynx chez
l'enfant (Intern. med. Mag., II, 67, 1893; A.M.O.,
1894, p. 194).

Bronner (Bradford). —Papillome récidivant (Obs. de)
(A. M. O., 1901, p. 481).

Bull. — Papillome de la base de la langue et de
l'épiglotte (Journal of opht., otol. and laryng.,
1889).

Carson (W.). — Communication à la Soc. laryng.
de Londres, 3 mai 1891, sur un cas de papillomes
multiples du larynx chez l'enfant (A. M. O.,
1902, p. 266).

Casselberry. —Compte rendu de la 27me réunion de
l'Ass. amér. de laryngologie (A. L., 1906, p. 578).

Castex. — Maladies du larynx, Paris, 1903.

Chappell (W.-F.). — Quelques néoplasmes intéres-
sants du larynx (Manhattan eye and ear hospital
reports, New-York; A. M. O., 1896, p. 324).

CHAPPELL (W.-F.). — Papillomes multiples du larynx
(Commun. Acad. méd. de New York, Soc. laryng.
et rhinol., 27 fév. 1895).

CHAPPELL et CHEATHAM (W.). — Papillomes du larynx
(Arch. of pediatric, mai 1897, p. 353; A. M. O.,
1897, pp. 548 et 592).

CLAYTON FOX. — Papillomes diffus des cordes vocales
(Soc. laryngologique de Londres, 95ᵐᵉ session,
3 fév. 1905).

DIDSBURY (G.). — Compte rendu de la 27ᵐᵉ réunion de l'Association amér. de laryngologie
(In A. I., 1906, p. 578).

DUNDAS GRANT (Londres). — Le galvano-cautère dans
le traitement des petites tumeurs des cordes
vocales (The Journal of laryngol., rhinol. and
otol., juin 1904); — Papillomes multiples du
larynx (A. M. O., 1899, p. 50).

ESCAT (E.) (Toulouse). — La laryngoscopie chez
l'enfant (Arch. internat. de laryngol., d'otol. et
rhinologie, n° 5, sept.-oct. 1896).

FERRERI. — Sur les tumeurs bénignes sous-cordales
du larynx (Arch. ital. di otol., rin. e lar., 1895, f. 2;
A. M. O., 1896, p. 323).

FLATAU. — Papillome de l'épiglotte (Commun. à la
Soc. de laryngologie de Berlin, séance du 9 mai
1894; A. M. O., 1895, p. 95).

FORNS. — Papillomes pharyngiens et laryngiens.
Nature tuberculeuse de ces derniers (A. M. O.,
1898, p. 67).

FRANKERBERGER (O.) (Prague). — Papillomes multiples du larynx chez les enfants (Mémoire original, A. M. O., 1897, p. 36).

FREUDWEILER (M.). — Un cas de papillomes multiples du palais et du larynx (Wien. Klin.Wosch., 1897, p. 755 ; A. M. O., 1898, p. 102).

FROENKEL. (B.). — Le papillome a-t-il une diathèse pour étiologie? (Comm. à la Soc. berlinoise de laryngologie, 1er avril 1898 ; A. M. O., 1898, p. 555).

FORGUE (E.)(Montpellier). — Des tumeurs épithéliales bénignes. Papillomes (Précis de Path. ext., O. Doin, Paris, t. I, p. 241).

GAREL. (J.). — Papillomes du larynx chez les jeunes enfants ; deux cas traités par la méthode directe de Killian (Ann. Maladies de l'oreille, n° 1, janvier 1906; A. L., 1906, p. 662).

GRÉVILLE MAC DONALD. — Sur la cure opératoire des papillomes du larynx (Comm. à la LXXme réunion de l'Assoc. méd. britann., Manchester, juillet 1902).

GRADENIGO. — Sur la nature de quelques papillomes laryngés multiples chez les enfants (Comm. au VIIme Congrès de la Soc. italienne de laryngol., d'otol. et de rhinologie, 31 octobre 1903; in A. M. O., 1905, t. I, p. 198).

GLÜCK (Th.) (Berlin). — La chirurgie moderne du larynx (Mémoire original, A. M. O., 1900, p. 437).

GRAZZI (V.). — Complication grave survenue après l'ablation d'un papillome laryngien (A. M. O., 1898, p. 158).

HUNTER MACKENZIE (G.). — Papillomes du larynx chez les enfants (British. med. Journal, 12 sept. 1896, n° 1863; — Communication à l'Association des médecins anglais; A. I., 1894, p. 542; A. M.O., 1897, p. 199).

HERYNG (de Varsovie). — Traitement des papillomes par le phénol sulfo-riciné (Gazeta Lekarsk, 20 avril 1897; Analyse du Wratch, 1897, p. 918; A. M. O., 1897, p. 512; Therapeutische Monatshefte, mars 1897).

HARMER. — Sur le traitement des papillomes du larynx chez les enfants, surtout au point de vue de la laryngotomie (Arch. für laryngologia, Bd. XIV, I, 1903; A. M. O., 1904, p. 302).

INGALS. — Communication à la 27ᵉ réunion annuelle de l'Association américaine de laryngologie, Atlantic City (A. I., 1906, p. 578).

JACQUES (Nancy). — Thyrotomie pour papillomes laryngiens (Soc. de Méd. de Nancy, 28 janv. 1903, compte rendu ; Revue médicale de l'Est, 1ᵉʳ avril 1903, p. 215).

JEANDELIZE (P.). — Rapport à la Soc. d'ot., rhin. et laryngologie de Paris (A. I., 1903, p. 515).

JOBSON HORNE. — Papillomes multiples et diffus du larynx (Comm. à la Soc. laryngologique de Londres, 16 janvier 1899 et A. M. O., 1900, p. 193).

JOHNSON (W.-B). — Papillomes du larynx (Comm. à l'Ac. de Méd. de New-York, 23 mai 1900; A. M. O., 1901, p. 268).

KELSON (W.-H.). — Papillomes du larynx (Comm. à l'Assoc. angl. de laryng., de rhin. et d'otologie, session du 11 nov. 1904).

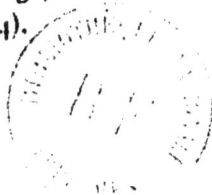

Kirstein (Al.) (Berlin). — Autoscopie du larynx et de la trachée. Examen sans miroir (Mémoire original, A. M. O., 1896, p. 225).

Knight (Ch.) (New-York). — Trois cas de néoplasmes du larynx (Comm. au XVI° Congrès annuel de l'Assoc. laryngol. américaine, Washington, 31 mai 1894 ; A. M. O., 1895, p. 258).

Kobilinsky. — Traitement opératoire des papillomes multiples du larynx chez les enfants, à propos d'un cas de laryngofissure (Rouski Wratch, 29 juillet 1906 ; A. I., 1906, nov.-déc., p. 993).

Lacoarret (L.) (Toulouse). — Papillomes diffus sous-glottiques. Extirpation endo-laryngée (A. M. O., 1896, p. 189).

Lichtwitz. — Journal de médecine de Bordeaux, 3 avril 1892.

Lohrstorfer (Port Huron). — Papillomes laryngés chez un enfant (Medical Record, 1896, p. 513, et Analyse d'ouvrage original, A. M. O., 1897, p. 266).

Mac Intyre (J.). — Papillomes du larynx et des bronches (Journal of laryng., rhin. and otol., août 1893; A. M. O., 1894, p. 162; Comm. au XV° Congrès de l'Assoc. britann. laryng. et rhinologique).

Mahu (G.). — De l'ablation endo-laryngienne des tumeurs et végétations du larynx (Comm. à la Soc. française de laryngologie, mai 1899, et A. M. O., 1899, p. 332, Mémoire original).

Marsh (F.), — Papillome du larynx. Thyrotomie

(Midland med. Society, 17 mars 1897; Brit. med.
Journ., 1897, p. 855; A. M. O., 1897, p. 593).

MOURE. — Traité des maladies du larynx. Trachéotomie et thyrotomie (A. M. O., 1906, 1ʳ* partie,
p. 641); — Leçons sur les maladies du larynx,
Paris, 1890.

MYLES. — Comm. à l'Acad. de méd. de New-York,
23 mai 1900, sur un cas de papillomes diffus du
larynx (A. M. O., 1901, p. 268).

NAVRATIL. (E. Von). — Traitement opératoire des papillomes multiples du larynx (A. M. O., 1895,
p. 536); — Traitement des papillomes multiples du larynx (Berliner Klin. Wosch., n° 10,
p. 201, 9 mars 1896; A. M. O., 1897, p. 199); —
Papillomes multiples ayant récidivé cinq fois
(A. M. O., 1898, p. 235); — Papillomes multiples du larynx (A. M. O., 1904, p. 626).

NEUMAN. — Contribution au traitement des papillomes du larynx (A. M. O., 1895, p. 537).

O'DWYER. — Intubation in the treatment of chronic
stenosis of the larynx, in British med. Journal,
29 décembre 1894.

OXODI. — Comm. à la Soc. hongr. d'oto-laryngologie sur un cas de papillomes laryngés chez
l'enfant (A. M. O., 1904, p. 626).

PARKER. — Papillomes du larynx (Soc. de laryngol.
de Londres, 3 mars 1899.

PAYSON-CLARK. — Papillomes du larynx chez les
enfants (Comm. à la 27ᵐᵉ réunion annuelle de
l'Association américaine de laryngologie; A. I.,
1906, p. 578).

POLLACSCK. — Sur le traitement endo- laryngien des papillomes (Soc. hong. d'oto-laryngologie, 19 octobre 1903; A. M. O., 1904, p. 626).

POYET. — Traitement des papillomes diffus du larynx (Comm. à la Soc. d'otol., de laryng. et de rhinologie de Paris, session de mai 1896; A. I., 1896, p. 243).

RECLUS (P.) (Paris). — Manuel de pathologie externe (Papillomes). Paris, Masson et Cie, 1903, t. I, p. 204.

RAILTON. — Papillomes laryngés multiples chez l'enfant, traités par la trachéotomie seule (Brit. med. Journal, 1898, p. 488, et A. M. O., 1898, p. 488).

RAOULT (A.) (Nancy). — Compte rendu à la Soc. laryng. de Londres (A. I., 1906, p. 568.)

ROSEMBERG (A.) (Berlin). — Recherches collectives concernant le traitement des papillomes laryngés des enfants (A. I., année 1894, p. 265); — Le traitement des papillomes diffus du larynx (Archiv. für Laryngologia, V, 1896, n° du Jubilé du prof. Fraenkel; A. I., 1898, p. 69); — Le traitement des papillomes diffus chez les enfants (A. M. O., 1897, p. 294).

SARGNON (A.) (Lyon). — Tubage et trachéotomie en dehors du croup. Baillière, 1900-8°.

SEMON (F.). — Papillome volumineux et dur de la corde vocale (Soc. laryng. de Londres, séance du 8 avril 1895, et A. M. O., 1895, p. 437).

SCANES SPICER (Londres). — Papillomes multiples

du larynx chez un enfant de trois ans et demi
(Soc. laryng. de Londres, 3 mars 1899, et A. M.
O., 1900, p. 438).

Schiffers (S.-H.). — Larynx d'enfant (Mémoire
original, A. M. O., 1903, p. 563).

Schmigelow. — Comm. à la Soc. danoise d'oto-
laryngologie sur un cas de papillomes multiples du larynx chez l'enfant (A. M. O., 1904,
p. 631).

Sébileau. — La trachéotomie appliquée au traitement
des papillomes crico-trachéaux (A. M. O., avril
1903, et B. L., 1903, p. 147; Mémoire original,
A. M. O., 1903, p. 273).

Semon et Schattock. — Papillome du repli ary-épiglottique (The lancet, 1891).

Swain. — Compte rendu de la 27ᵐᵉ réunion annuelle de l'Assoc. amér. de laryngologie (A. I.,
1906, p 578).

Symonds. — Papillome du larynx (Comm. à la Soc.
laryngologique de Londres, 3 fév. 1905; A. I.,
1906, p. 568).

Thomson. — Papillomes laryngiens guéris par une
opération (A. M. O., 1900, p. 361).

Toti (A.). — Sulla terapia dei papillomi della la-
ringe (Revista di Patologia e Terapia delle ma-
lattie della gola, août 1895, n° 8).

Vignard et Sargnon. — Papillomes du larynx (Communic. à la Soc. Sc. médic. de Lyon, 10 janvier 1906; A. I., 1906, juillet-août, p. 187).

Willocks. — Papillomes multiples du larynx (A. M. O.,
1897, p. 417).

Wilson (N.-L.). — Papillomes laryngiens avec accident extraordinaire (Comm. à l'Acad. de Méd. de New-York, sect. de laryngologie et rhinologie, 26 mai 1897 ; A. M. O., 1897, p. 333).

Wyat Wingrave (V.). — Un cas de papillome du larynx (R. L., 1900, t. I, p. 289).

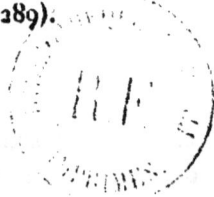

Toulouse. — Imp. J. Fournier, boulev. Carnot, 63

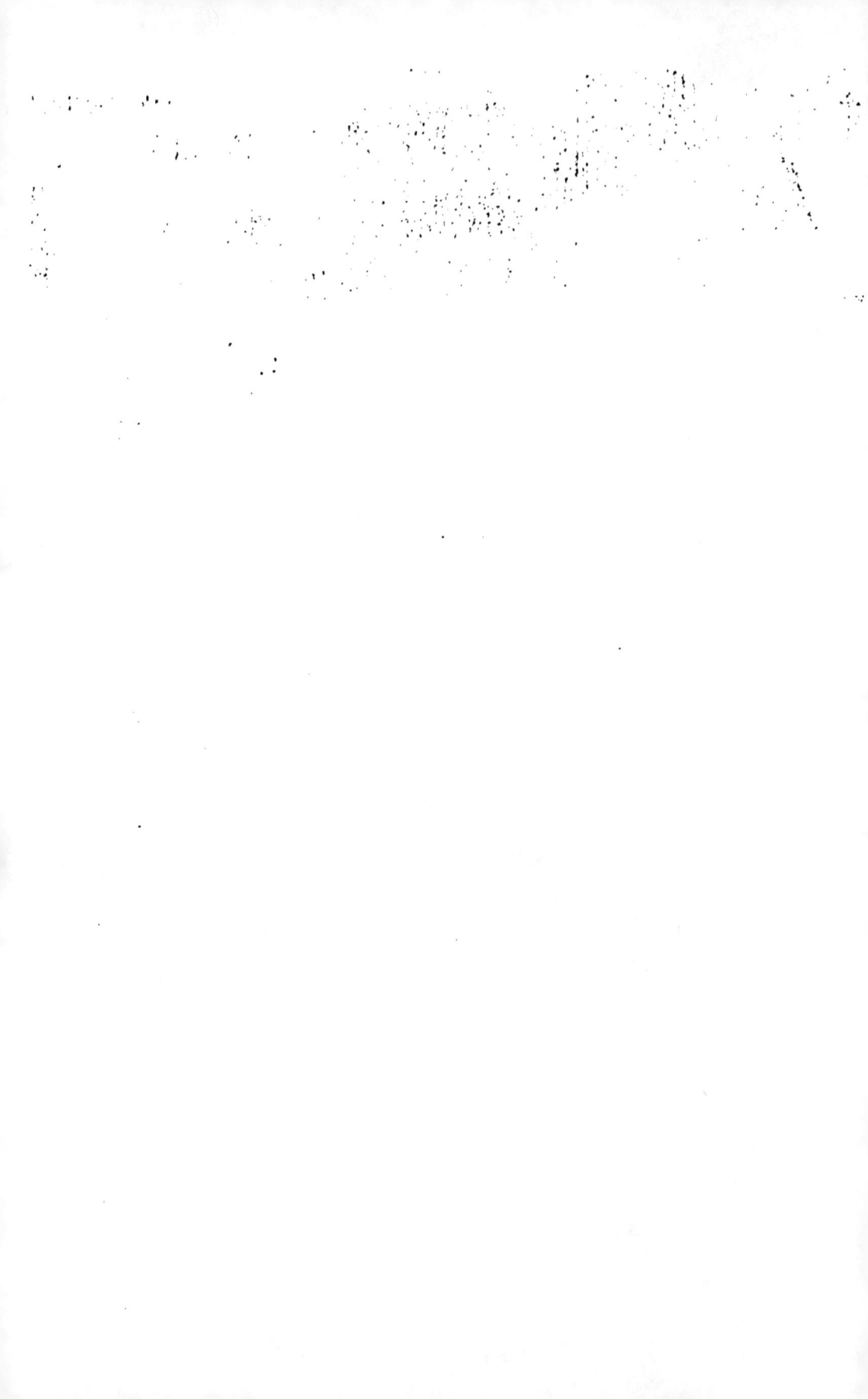

www.ingramcontent.com/pod-product-compliance
Lightning Source LLC
Chambersburg PA
CBHW071455200326
41519CB00019B/5745